Goldegg Sachbuch

Imma Müller-Hartburg

1001 nutzlose Verbote in der Schwangerschaft

Was in der Schwangerschaft wirklich wichtig ist

4. Auflage

GOLDEGG VERLAG

Der Verlag und seine Autorin sind für Reaktionen, Hinweise oder Meinungen dankbar. Bitte wenden Sie sich diesbezüglich an verlag@goldegg-verlag.at.

Bildrechte Autorenfoto: Privatfoto
Bildrechte Umschlag: Zeichnungen von Hubert Schorn;
Bild: © Johanna Goodyear
Bilder im Kern: von Hubert Schorn

ISBN: 978-3-902903-20-4

Titel der Auflagen 1 – 3: 1001 Verbote in der Schwangerschaft. Tipps und Tricks, die man besser ignoriert

Friedrichstraße 191 • D-10117 Berlin
Telefon: +49 800 505 43 76-0

Goldegg Verlag GmbH, Österreich
Mommsengasse 4/2 • A-1040 Wien
Telefon: +43 1 505 43 76-0

E-Mail: verlag@goldegg-verlag.com
www.goldegg-verlag.com

Vorwort zur 4. Auflage

Liebe Leserin,
lieber Leser,

Natürlich ist es mir als Autorin eine sehr große Freude, Ihnen nun schon die 4. Auflage meines Buchs präsentieren zu können. Die Reaktionen vieler Leserinnen haben mich darin bestärkt, dass wir mit dem Buch das von mir so sehr gewünschte Ziel erreicht haben: Den werdenden Eltern unnötige Ängste und Sorgen in der Schwangerschaft zu nehmen und so auch einen wichtigen Grundstein für eine gut gelingende Geburt und eine sichere Beziehung zu Ihrem Kind zu legen. Dass ich auch Rückmeldungen von werdenden Vätern und Großmüttern bekomme, macht mich immer besonders glücklich.

Das Buch wird niemals alle Ihre Fragen beantworten können und es wird niemals eine gute Eltern-Arzt-Beziehung ersetzen können. Eine gute persönliche Begleitung durch diese so aufregende und wichtige Zeit der Schwangerschaft erscheint mir in Zeiten, in denen auch bei uns die durchschnittlichen Kaiserschnittraten bei mindestens 25% liegen, immer wichtiger.

Das Buch soll eine zusätzliche Stütze sein und Sie darin bestärken, dass Sie selbst und Ihre eigenen Stärken die wichtigsten Grundfaktoren sind, um die Zeit einer Schwangerschaft möglichst gelassen und positiv zu erleben.

Ich wünsche Ihnen viel Freude beim Lesen, alles Gute und viele schöne Erfahrungen in diesem spannenden Lebensabschnitt.

Dr. Imma Müller-Hartburg

Wer bin ich ...

Mein Name ist Imma Müller-Hartburg. Ich bin 1961 in Wien geboren und seit achtzehn Jahren Fachärztin für Gynäkologie in Wien.

Schon als ich dreizehn Jahre alt war, sagte mein Vater (der selbst Gynäkologe war) immer, dass auch ich Ärztin werden würde. Das hat mich so geärgert, dass ich lange keinesfalls Ärztin werden wollte und – meinen Eltern zu Fleiß – einmal sogar versuchte, die Aufnahmeprüfung für das Reinhardt Seminar zu machen. Die habe ich aber – Gott sei Dank – nicht geschafft und dann doch Medizin studiert. Gynäkologin wollte ich nach Abschluss des Studiums aber weiterhin nicht werden, um nicht doch noch in die Fußstapfen meines Vaters zu treten. Ich bekam für meine Turnusarztausbildung eine Stelle in einem Krankenhaus, wo man mich bat, mit dem Turnus auf der Gynäkologie und Geburtshilfe zu beginnen ...

... Jetzt bin ich schon seit über 25 Jahren im Krankenhaus tätig, seit 18 Jahren führe ich als Gynäkologin eine eigene Praxis und habe an die 3000 Geburten selbst betreut.

Die Liebe zu meinem Beruf war dabei immer meine wichtigste Begleiterin!

Mein Bild von meinem Beruf und der Geburtshilfe hat sich seit meiner Anfangszeit als Turnusärztin immer mehr gewandelt. Ich bin durchaus davon begeistert, was die Medizin alles entdeckt und umgesetzt hat und wie sie in vielen Fällen helfen kann. Trotzdem denke ich, dass sie in manchen Bereichen etwas über das Ziel hinausschießt. Je länger ich schwangere Frauen betreue, desto mehr habe ich den Wunsch, mich mit meinen Ratschlägen ein bisschen zurückzuziehen, um die Frauen merken zu lassen, wie viel Gefühl und Instinkt sie selbst besitzen und wie viel das Vertrauen auf eben diese Gefühle helfen kann, eine Schwangerschaft positiv zu erleben.

Dies möchte ich in meinem Buch auch als grundsätzliches Motto in allen Kapiteln einfließen lassen:

„Hören Sie auf Ihren Körper und auf Ihr Gefühl!"

Dazu kommt, dass nicht nur von der ärztlichen Seite, sondern oft aus der gesamten Umgebung der Schwangeren eine ständig zunehmende Zahl an „gutgemeinten Ratschlägen" kommt, von denen ich persönlich oft nur miterlebe, wie sehr sie Schwangere verunsichern. Unlängst erst sagte eine Freundin zu mir „wenn man sich so umhört, bekommt man das Gefühl eine Schwangerschaft ist eigentlich eine einzige große Gefahr!"

Schon seit vielen Jahren sage ich daher immer wieder zu Patientinnen, man sollte ein Buch schreiben über die

„tausend unsinnigen Verbote in der Schwangerschaft" – und vor nicht allzu langer Zeit hat eine meiner Frauen ganz spontan und überzeugt darauf gesagt „das wäre aber wirklich eine gute Idee". Dieser Satz ist mir dann einige Zeit im Kopf herumgegeistert – und dann hab ich mich entschlossen, dieses Buch wirklich zu schreiben.

Es ist kein wissenschaftliches Buch und soll auch keines sein!

Wie schon im Vorwort kurz erwähnt, wird dieses Buch niemals alle Ihre Fragen beantworten können. Das versuche ich hier auch gar nicht, weil es mir wichtig ist, dass Sie alle medizinischen Fragen oder zwischendurch auftretende Unsicherheiten mit Ihrer Ärztin, Ihrem Arzt besprechen.

Was ich allerdings schon versuche ist, zu manchen auch von ärztlicher Seite „üblich" gewordenen Verschreibungen und Ratschlägen Stellung zu nehmen. Viele Empfehlungen sind heute mehr und mehr geprägt von der „Absicherungspolitik" meines Berufsstandes, der aus ständiger Angst vor möglichen Klagen leider inzwischen auch durch viele Verbote und Ratschläge zur Verunsicherung der schwangeren Eltern beiträgt. Es ist heute bedauerlicherweise sehr wichtig geworden, diesen Umstand immer im Hinterkopf zu haben, wenn man als werdendes Elternpaar die Empfehlungen der Ärzte abwägt, denn Verbote sind immer sicherer, als etwas nicht zu verbieten – zumindest für Ärztinnen und Ärzte.

Mein besonderer Dank gilt Hebammen und Freundinnen, die beim Korrekturlesen ihre Erfahrung eingebracht haben und durch ihren wertvollen fachlichen und auch menschlichen Input dazu beigetragen haben, diesem Buch eine besonders praxisbetonte Note zu verleihen.

Ihnen – und Ihrer vielleicht gerade wachsenden Familie – wünsche ich von Herzen alles Gute!

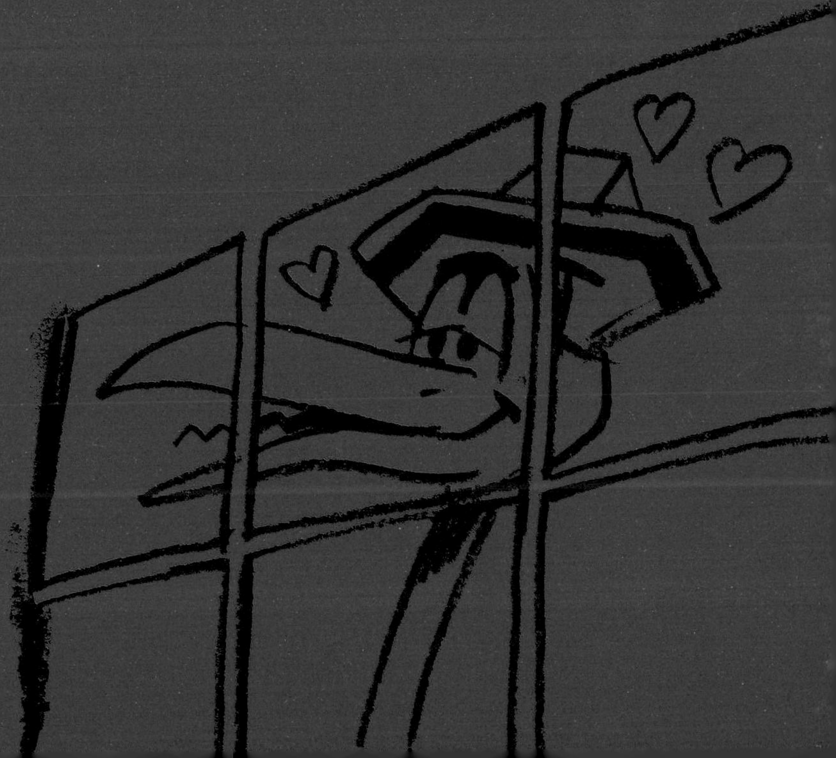

III. Die Geburt

IV. Die werdenden Väter

V. Und wie geht es weiter?

Schluss

I. Schwangerwerden

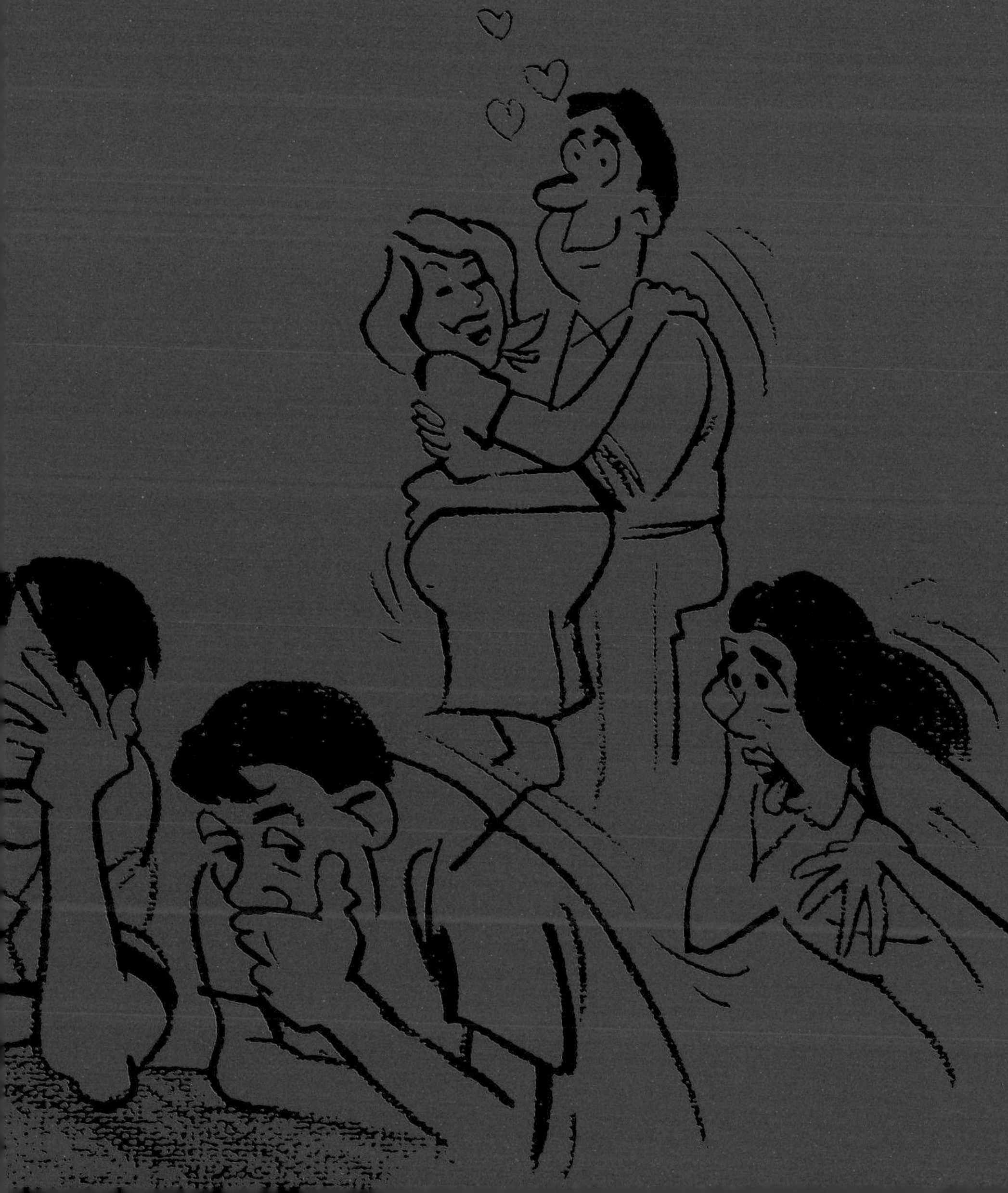

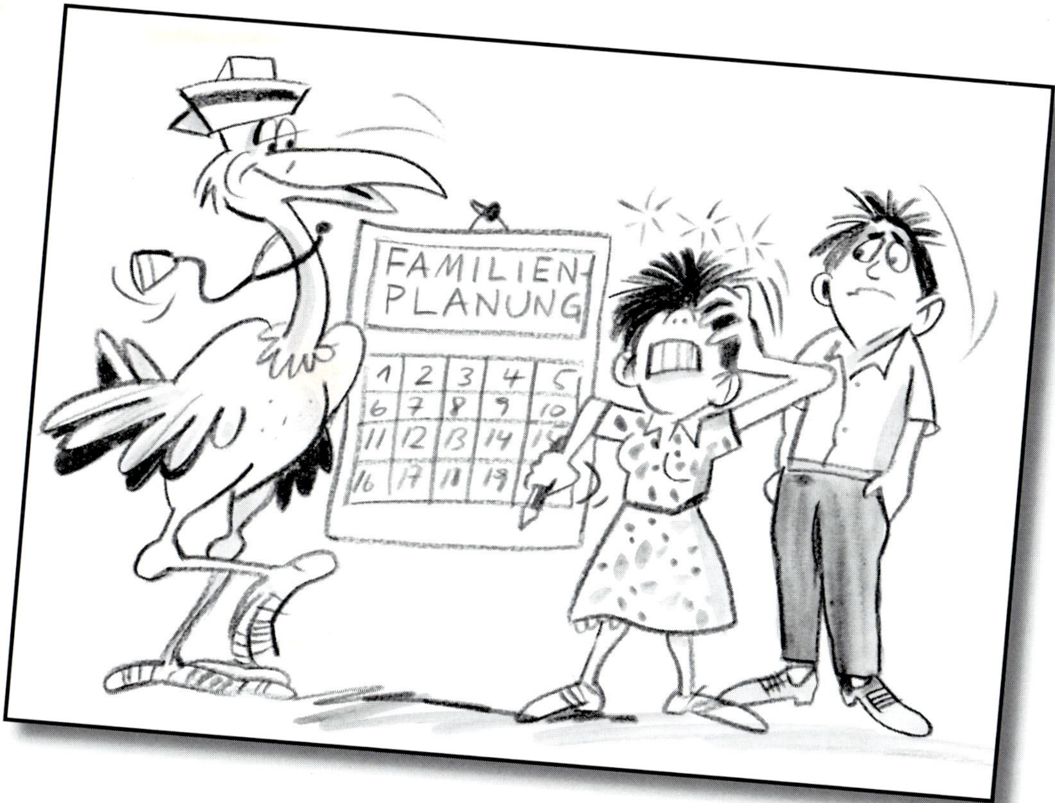

Wir möchten demnächst ein Kind…

Kinder zu bekommen, ist für viele Paare die schönste Vorstellung von ihrer Zukunft.

Wie oft kommen Frauen zu mir und sagen voll Freude: „Wir möchten demnächst ein Kind – was soll ich machen?“ Meine erste Antwort lautet immer „Bitte sagen Sie es niemandem!“ Dafür ernte ich regelmäßig erstaunte, fragende Blicke und ich nehme an, auch Sie wundern sich gerade. Deshalb möchte ich diese etwas brüsk klingende Antwort gerne etwas näher erklären.

Stillschweigen bewahren?

Planung ist das halbe Leben?

Es ist üblich geworden, unser Leben möglichst genau zu planen. Das gilt für die Berufsausbildung, die Reisen, den Hausbau und – leider – oft auch für die Familienplanung. Der Haken an der Sache ist nur: Die Umsetzung der Planung gelingt wahrscheinlich bei der Berufsausbildung und den Reisen auf Anhieb, mit viel Glück vielleicht sogar beim Hausbau – aber eben nicht bei der Familienplanung!

Familienplanung ist kein Hausbau

Wir alle haben in unserem Freundeskreis Frauen, die „ungewollt" schwanger geworden sind. Wenn solche Geschichten weitererzählt werden, entsteht meist der Eindruck, dieses Paar habe „einmal nicht aufgepasst – und schon ist sie schwanger". Das und auch die Tatsache, dass wir viele Jahre unseres Lebens damit beschäftigt sind, Schwangerschaften zu verhüten, lässt scheinbar bei vielen das Gefühl aufkommen, man müsse nur einmal die Pille absetzen oder das Kondom weglassen und dann wäre man sicherlich schwanger.

So ist es aber nicht. Auch beim gesündesten Paar kann ohne weiteres ein ganzes Jahr vergehen, bis eine Schwangerschaft entsteht. Als Gynäkologin kann ich Ihnen versichern: Deswegen gibt es noch lange keinen Anlass zu der Sorge „dass da vielleicht etwas nicht stimmt".

Der Körper funktioniert nicht auf Knopfdruck!

Warum habt Ihr noch kein Kind?

Wenn es tatsächlich länger dauert, dann hat das erstaunlich oft einfach den Grund, dass zu viel Druck hinter dem Kinderwunsch steht. Unser Körper ist ein sehr schlaues Gefüge und reagiert oft ganz anders als wir uns das wünschen oder erwarten. Wenn er unter Druck gerät, ist es oft so, dass im Unbewussten ganz andere Mechanismen zum Tragen kommen. Es ist so, als würde der Körper zum Selbstschutz Abwehrmechanismen einsetzen, nach dem Motto: „Wenn ich schon unter Druck gesetzt werde, dann werde ich mich bestimmt nicht auf etwas einlassen, was ja doch anstrengend für mich ist." Und eine Schwangerschaft ist ganz zweifellos für den Körper auch eine gewaltige Anstrengung.

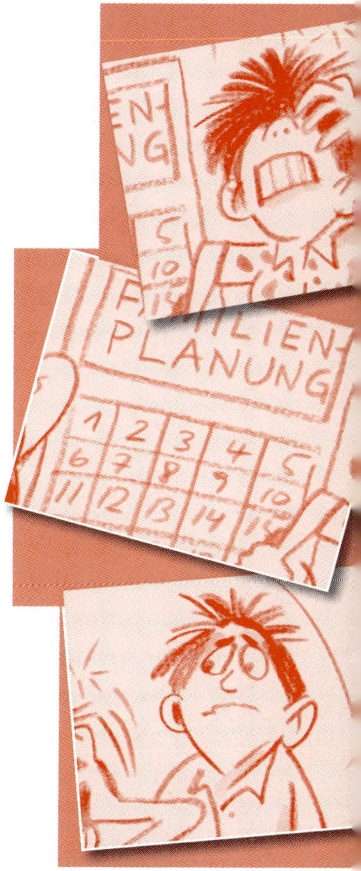

Alles in Ordnung bei Euch?

Spätestens drei Monate nach der freudigen Bekanntgabe, dass nun die Familiengründung angegangen werde, beginnen Großeltern in spe und auch alle anderen Verwandten oder Freunde, die von dem Kinderwunsch wussten, zu fragen: „Ich hab gedacht, ihr wollt ein Kind – was ist jetzt, ist alles in Ordnung bei euch?"

Sogar bei sehr selbstbewussten gesunden Frauen erlebe ich häufig, wie schnell sie durch solche Aussagen verunsichert werden und Angst bekommen, ob sie überhaupt je schwanger werden können. Die Frage unserer Fruchtbarkeit sitzt tief in uns Frauen und ist sehr wichtig und persönlich. Für einen Mann ist es wahrscheinlich nicht weniger unangenehm, wenn irgendjemand an seiner Zeugungsfähigkeit zweifelt.

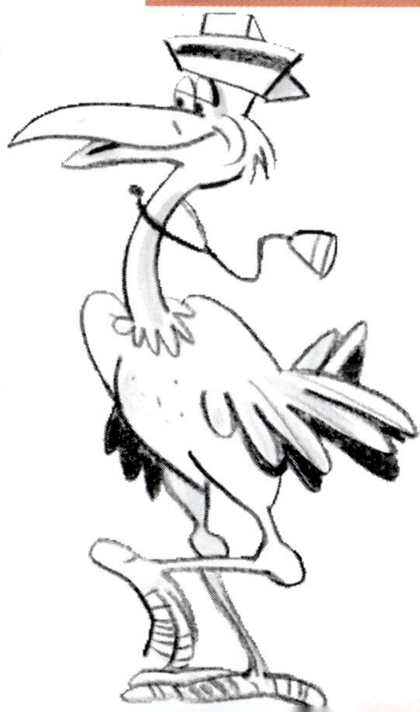

Die oft gestellte Frage „Wer ist denn bei euch schuld daran, dass ihr noch keine Kinder habt?" zeigt schon den falschen Zugang vieler Leute zu diesem Thema. Denn „schuld" ist keiner von beiden. Wenn es tatsächlich ein körperliches Problem geben sollte – und das ist wesentlich seltener als viele glauben – dann ist dies ja wohl keine Frage von Schuld.

Auf die körperlichen Ursachen möchte ich hier gar nicht näher eingehen, das sind Fragen, die in die ärztliche Praxis oder eben in ein wissenschaftliches Buch gehören.

Es sei aber an dieser Stelle darauf hingewiesen, dass es natürlich auch bei körperlichen Ursachen, die vorerst einer Schwangerschaft entgegenstehen, heute in der Medizin vielfältige Möglichkeiten gibt zu helfen. Wann der richtige Zeitpunkt für die ersten Untersuchungen ist, ist individuell sehr verschieden. Wenn der Druck bei dem betreffenden Paar schon sehr hoch ist, kann es manchmal einfach wichtig sein, in diesem Punkt Gewissheit zu haben. Die Untersuchungen sind auch weder extrem aufwändig oder schmerzhaft. Mir ist nur wichtig die – in Wirklichkeit ziemlich seltenen – körperlichen Ursachen in der richtigen Relation zu sehen. Daher möchte ich Ihnen anhand von ein paar Beispielen den offensichtlich sehr großen Einfluss unserer Psyche auf diese Frage des Schwangerwerdens nahe bringen.

Bleiben Sie locker!

Eine Frau erzählte mir, sie hätte seit neun Jahren versucht schwanger zu werden. Als ihr Gynäkologe ihr dann riet, sich künstlich befruchten zu lassen, sagte sie ihm, dass sie das eigentlich nicht wollte. Der Arzt sagte ihr daraufhin tatsächlich: „Wenn Sie meinen, dass Sie auch als kinderlose Frau in dieser Gesellschaft akzeptiert werden, dann können Sie es ja lassen."

Unverhofft kommt oft!

Diese Aussage verärgerte die Frau verständlicherweise so sehr, dass sie nicht mehr zu dem Arzt ging. Das Paar beschloss gemeinsam, sich nicht mehr zu quälen und ließ den Raum, den es seit vielen Jahren als Kinderzimmer vorgesehen hatte, in eine Sauna umplanen.

Drei Monate später war die Frau schwanger! Dazu möchte ich noch anmerken, dass die nunmehr werdende Mutter zu diesem Zeitpunkt 39 Jahre alt war – also in einem Alter, von dem so viele behaupten, man würde nur mehr ganz schwer schwanger!

Sie können sich wahrscheinlich vorstellen, wie viele „gute Ratschläge“ diese Frau in Bezug auf mögliche Untersuchungen oder auch ihr Alter bis zu diesem Zeitpunkt bekommen hat. Tatsache ist, sie und ihr Mann waren vollkommen gesund, Schwangerschaft und Geburt verliefen völlig problemlos – und Kinderzimmer haben sie bestimmt trotz der Sauna eines!

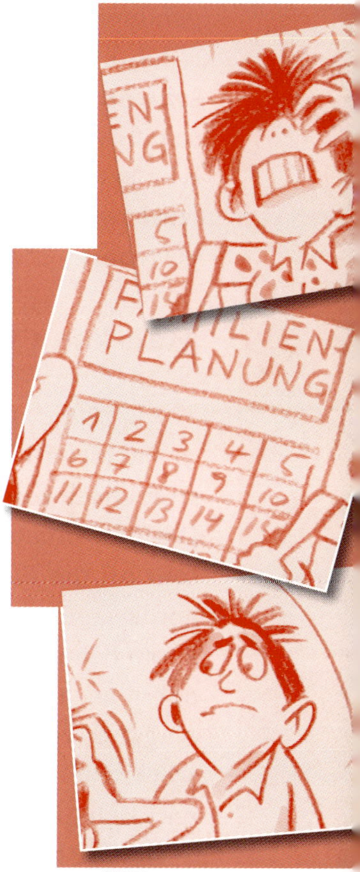

Eine andere Patientin hatte schon ein Kind und kam zu mir, weil sie sich seit drei Jahren ein zweites Kind wünschte. Eine Untersuchung bestätigte, dass körperlich alles in Ordnung war. Ich meinte, dass sie sich vielleicht zu viel Druck machte und deswegen noch nicht wieder schwanger sei.

Während der folgenden Jahre kam sie weiter zu Routineuntersuchungen, wurde jedoch nicht schwanger. Bei einer der Kontrollen stellte ich fest, dass ihre Regel drei Monate lang ausgeblieben war. Erfreut erkundigte ich mich, ob sie denn schwanger sei. Sie wehrte jedoch selbst absolut überzeugt ab. Diese Frage sei nun seit langer Zeit wirklich abgeschlossen und sie meinte auch, jetzt sei ihr der Altersunterschied zwischen den Kindern zu groß und daher wollte sie kein zweites Kind mehr.

Warum sie dann so lange keine Regel gehabt hätte, erklärte sie mit einer Harnblasenentzündung, deren Befund sie auch dabei habe. Ich stellte jedoch fest, dass in dem Befund keine Infektion zu finden war. Sie blieb jedoch dabei, dass etwas mit ihr „nicht in Ordnung sei“, denn sie habe immer wieder ziehende Schmerzen im Unterbauch und sei oft so schrecklich müde und überhaupt ...

Nun ja, die Frau war in der 12. Woche schwanger und hat inzwischen eine ganz reizende kleine Tochter.

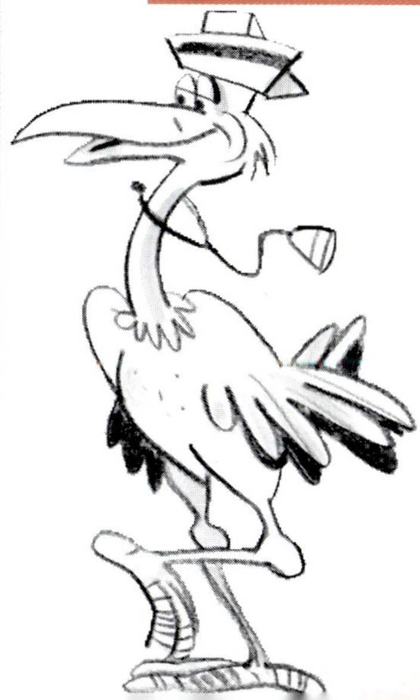

Auch an diesem Bespiel können Sie sehr gut erkennen, dass erst in dem Moment, in dem die Frau „wirklich losgelassen“ hat, die Schwangerschaft möglich war.

Ich könnte natürlich unendlich lange mit solchen Geschichten fortfahren, aber ich denke Sie wissen inzwischen, was ich Ihnen damit sagen will. Die Erfüllung des Kinderwunschs liegt nicht allein in unserer Hand oder wird zumindest nicht zu 100% von unserem Bewusstsein gesteuert.

Man kann nicht alles kontrollieren!

Für viele scheint die Möglichkeit für eine Schwangerschaft erst dann gegeben zu sein, wenn sie bereit sind, diese Kontrolle wirklich auch innerlich aufzugeben. Darüber hinaus ist in diesem Zusammenhang auch noch sehr oft die Frage nach dem Kinderwunsch eine, wie ich gerne sage, „so schwierige Frage, dass man sie sich selbst kaum beantworten kann.“ Denn auch ein sehr großer Kinderwunsch darf selbstverständlich begleitet sein von einer Angst davor, ob das Leben mit einem Kind wirklich so wäre, wie man sich das vorstellt und ob man dann auch wirklich glücklich wäre.

Lassen Sie los!

Gerade heute stehen die Frauen meines Erachtens noch viel mehr vor der Frage, wie sie Beruf und Kinder gut miteinander verbinden können. Viele Frauen bekommen erst mit über 30 Jahren ihre Kinder und gerade das ist oft die Zeit, in der sie auch zum ersten Mal die Möglichkeit haben, im Beruf bessere und interessantere Jobs zu bekommen – die dann aber besonderen Einsatz und oft auch einfach mehr Zeit erfordern.

Tipp

Deshalb: Wenn Sie ein Kind haben möchten, dann genießen Sie erst einmal, dass Sie endlich einmal nicht über Verhütung nachdenken müssen, erfreuen Sie sich ganz bewusst an den Dingen, die Sie zu zweit leichter machen können, als mit einem Kind und warten Sie einfach einmal ab, was das Leben zu bieten hat. Versuchen Sie für sich selbst herauszufinden, ob es wirklich schon „Platz" für ein Kind in Ihrem Leben gibt. Man kann nicht auf „Knopfdruck" in der Frage plötzlich ganz locker sein. Doch Sie können zumindest versuchen in etwas größeren Zeiträumen zu denken, z.B.: Es wäre schön, wenn wir im Laufe des kommenden Jahres schwanger würden (und nicht nächstes Monat).

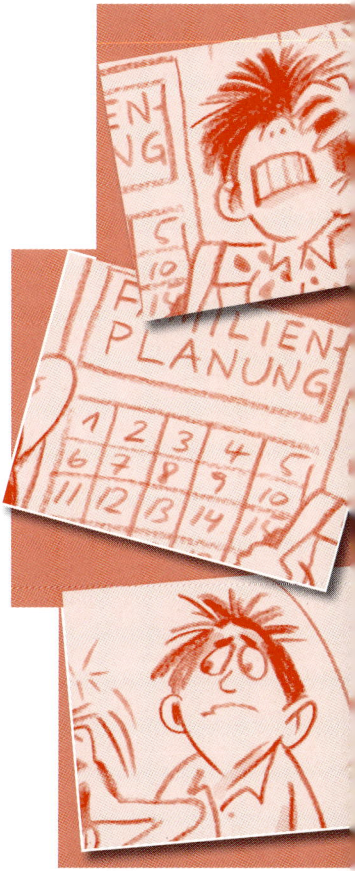

Im Nachhinein werden Sie sehen, dass sich Ihr Kind genau zum richtigen Zeitpunkt eingestellt hat.

„Ich nehme schon zu lange die Pille!

Noch eine kurze Anmerkung zum Thema Pille: Man hört auch oft, dass es beim Schwangerwerden eine Rolle spielt, wenn man sehr lange die Pille genommen hat. Das kann ich aus meiner Erfahrung nicht bestätigen.

Es kommt allerdings immer wieder vor, dass Frauen, die längere Zeit die Pille genommen haben danach eine gewisse Zeit brauchen, bis sich ihr normaler Zyklus wieder eingestellt hat. Ich persönlich sehe das sogar manchmal als Vorteil, da es diesen Frauen aufgrund ihres unregelmäßigen Zyklus viel weniger möglich ist, mit allzu genauen „Rechenversuchen" schwanger zu werden – was, wie ja zuvor ausführlich besprochen – eher kontraproduktiv ist. Es macht auch entgegen vielen Gerüchten überhaupt nichts aus, wenn Sie nach dem Absetzen der Pille gleich schwanger werden. Wichtig ist, es wenigstens ein bisschen dem Schicksal zu überlassen, den richtigen Zeitpunkt zu bestimmen.

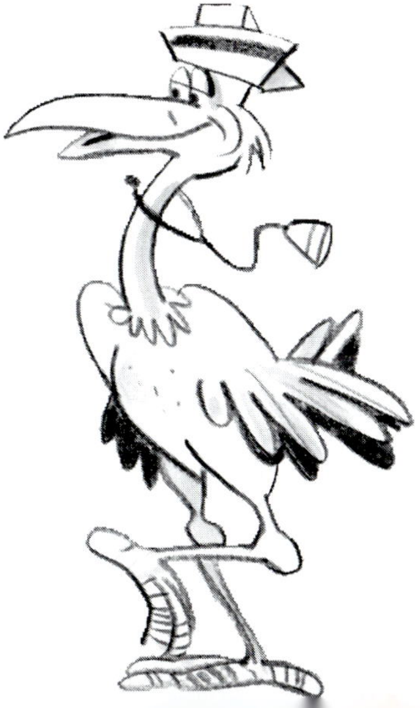

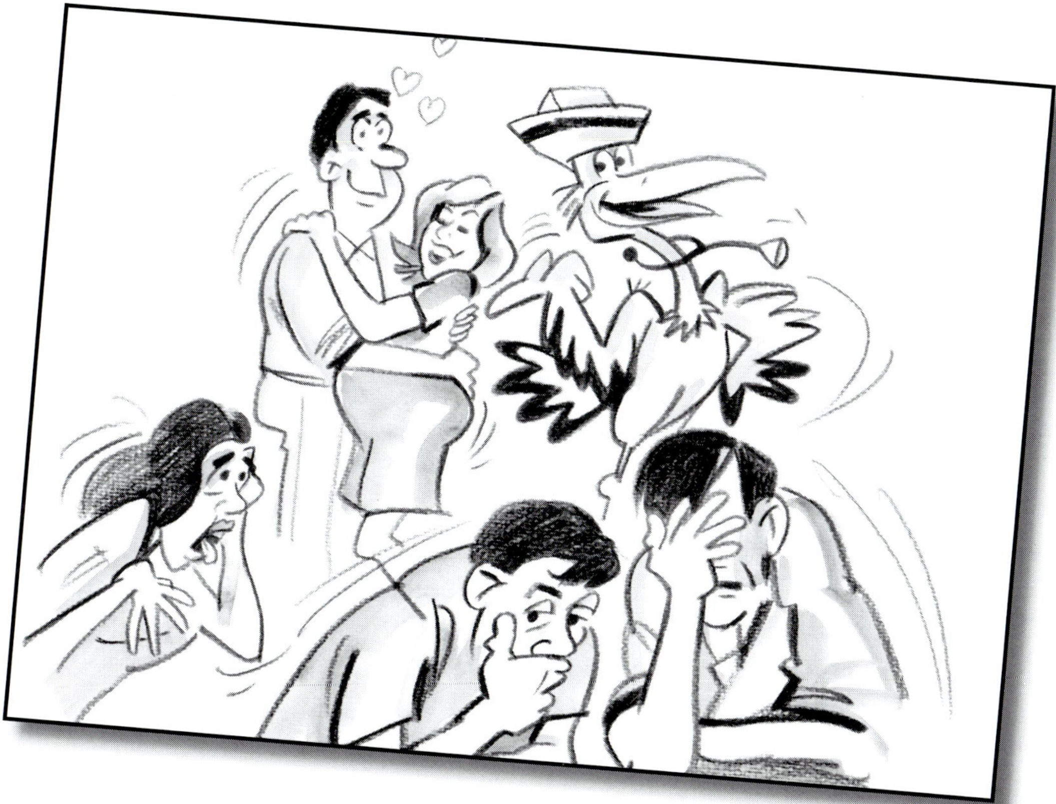

Tick, tack, tick, tack – Bin ich zu alt für ein Kind?

Durch alle Fragen zum Thema Schwangerschaft zieht sich ein wichtigstes Grundprinzip, das Sie sich verinnerlichen sollten, denn Sie kennen sich und Ihren Körper am besten:

Läuft eine Uhr?

Fast alle Fragen können Sie sich selbst am besten beantworten!

Und das Thema auf das dieser Grundsatz am allermeisten passt, ist die Frage, ob Sie für ein Kind zu alt sind.

Ständig werde ich auf die „tickende biologische Uhr" angesprochen. Und was heißt das? Es bedeutet nur, dass jeder Mensch jeden Tag um genau einen Tag älter wird.

Spielt das Alter eine Rolle?

Mit Fragen gehen wir in verschiedenen Lebensaltern einfach unterschiedlich um. Wonach richten Sie sich, wenn Sie sich überlegen, ob Sie Tennis spielen, Schwimmen gehen, Fahrrad fahren, einen Berg besteigen oder eine Reise machen wollen? Schauen Sie da auf Ihr Geburtsdatum und rechnen Sie nach – oder gehen Sie vielleicht doch eher danach, wie Sie sich fühlen? Wer kann wohl besser beurteilen ob Sie sich fit fühlen – Ihr Nachbar, Ihre Freundin, Ihre Mutter oder vielleicht Sie selbst? Sicherlich kann Ihr Arzt einen wesentlich wissenschaftlicheren Beitrag dazu liefern, ob Sie körperlich gesund sind, aber ob Sie sich stark genug für etwas fühlen, das wissen eben doch nur Sie selbst. Wenn Ihnen Ihr Gefühl also sagt, ich hätte gerne (noch) ein Kind – wer soll dann besser wissen als Sie selbst, ob Sie sich das zutrauen sollen? Und nur darauf kommt es an.

Es gibt für nichts eine Garantie.

Es gibt kein „Richtig" oder „Falsch" in dieser Frage!

Es ist auch bei dieser Frage verständlich, dass sie für jedes Paar sehr relativ und eben nur ganz persönlich zu beantworten ist. Vielleicht wird eine Frau, die mit 20 und mit 22 Jahren ein Kind bekommen hat, sich mit 35 viel zu

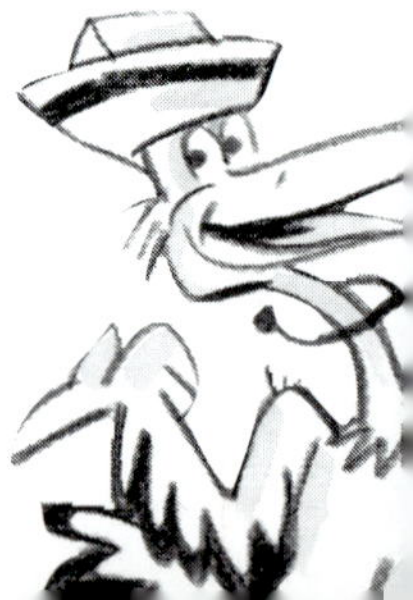

alt fühlen um noch einmal zu beginnen (und leider daher auch glauben, dass andere Frauen dafür zu alt sind). Andererseits wird eine Frau, die mit 33 Jahren das erste Kind bekommen hat sich vielleicht sehr gut vorstellen können mit 35 noch ein zweites zu bekommen – weil sie im Unterschied zu der anderen Frau nicht „nach 13 Jahren noch einmal von vorne anfängt". Und selbst wenn eine Frau, die mit 20 ein Kind bekommen hat, mit 40 noch einmal eines möchte, dann ist das einfach vollkommen in Ordnung!

Vielleicht wollen Sie mir jetzt sagen, dass aber doch das Risiko für ein krankes Kind steigt, je älter Sie werden – weil Sie das zweifellos ja auch von Ihrer Umgebung und den Medien ständig hören.

Laut Statistik hat diese Aussage auch eine gewisse Berechtigung – die Chance einer Frau mit 30 Jahren ein Kind mit Down-Syndrom zu bekommen liegt bei 1:900, bei einer Frau mit 35 Jahren bei 1:360 und bei einer Frau mit 40 bei 1:100 – das klingt jetzt bestimmt furchtbar für Sie. Tatsächlich ist es aber so, das insgesamt die Zahl der Kinder mit Down-Syndrom bei Müttern unter 35 Jahren höher ist als bei über 35jährigen. Dies ist so, weil es insgesamt viel mehr Mütter gibt, die unter 35 sind.

Es bleibt uns auch nicht erspart – bei aller Wertschätzung der medizinischen Wissenschaft und der Statistik an sich – zu fragen, welchen Wert die Statistik in Fragen der Schwangerschaft für das einzelne Individuum hat. Wenn Sie schwanger sind – möchten Sie dann wirklich wissen was mit den anderen Kindern aus Ihrer persönlich Statistik ist oder möchten Sie wissen, ob das eine ganz spezielle Kind in Ihrem Bauch gesund ist oder nicht?

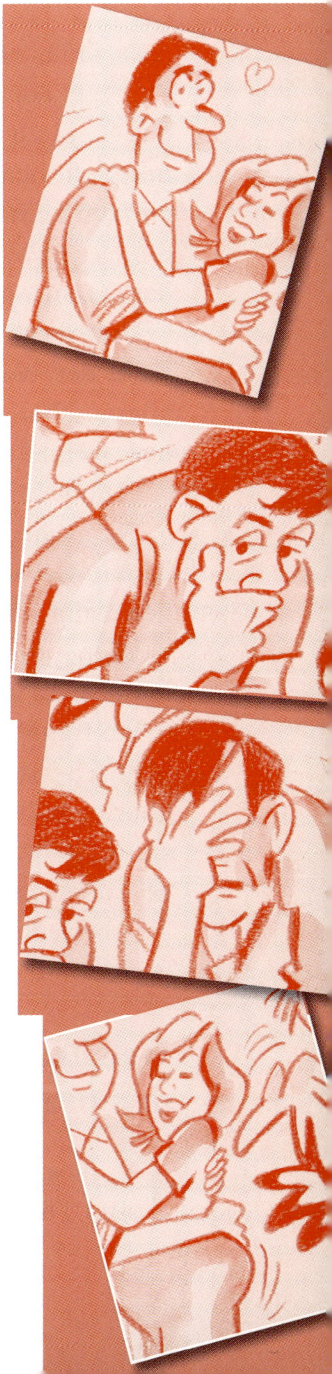

Es gibt keine Garantie für 100% gesundes Leben

Daraus ergibt sich auch die Antwort auf folgende Frage: Hat eine Zwanzigjährige die Garantie ein gesundes Kind zu bekommen? Wir werden diese Frage leider mit Nein beantworten müssen. Denn es gibt schlicht und einfach keine Garantie für ein gesundes Kind, trotz aller modernen Medizin. Nicht vor der Geburt, nicht während der Geburt und nicht nachher.

Was ist schon sicher?

Und darüber hinaus: Selbst wenn Sie das gesündeste Kind der Welt bekommen, will dieses Kind irgendwann alleine über die Straße gehen, es will Fahrrad fahren lernen, wenn Sie Pech haben, will es mit sechzehn auch noch ein Moped.

Wenn Sie schwanger sind und sich jeden Tag nur überlegen, was ab jetzt im Leben Ihres Kindes alles schief gehen kann, dann wird das für Sie sehr, sehr anstrengend werden, und Sie werden trotzdem das Schicksal Ihres Kindes nur zu einem Teil beeinflussen können.

Ich frage meine schwangeren Frauen oft, ob sie sich eigentlich jedes Mal bevor sie ins Auto einsteigen, wirklich überlegen, was jetzt in der nächsten halben Stunde, in der sie im Auto sitzen, alles passieren kann, durch ihr eigenes, aber vor allem auch durch Verschulden anderer, das sie überhaupt nicht beeinflussen können.

Und – fahren Sie trotzdem immer noch Auto?

Welche Untersuchungen gibt es denn – und braucht man die?

Ich möchte an dieser Stelle auch auf die vielen Fragen zum Thema der Pränataldiagnostik eingehen:

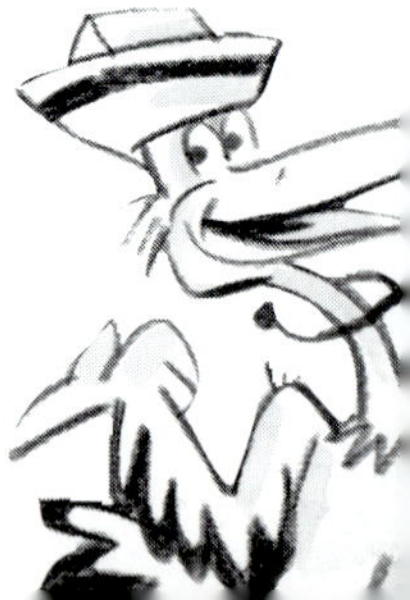

Unter Pränataldiagnostik versteht man alle Untersuchungen, die *prä* natal – also *vor* der Geburt – gemacht werden können. Zweifellos gibt es dazu unterschiedliche Ansichten – es kommt mir aber hier nicht darauf an, eine bestimmte Meinung zu vertreten, sondern Ihnen ein paar Hintergründe zu erklären, die manche von Ihnen vielleicht nicht kennen.

Fruchtwasseruntersuchung

Wie alle anderen Untersuchungen in der Pränataldiagnostik ist diese Untersuchung niemals eine Untersuchung, die Sie machen *müssen,* weil es Ihre Ärztin oder Ihr Arzt gesagt hat, sondern Sie sollen sich selbst eine Meinung bilden, ob Sie diese Untersuchung machen wollen oder nicht.

Aus dem letzten Absatz über das Alter der Mütter ergibt sich schon einmal, dass es – und das ist jetzt natürlich meine persönliche Meinung – sehr zweifelhaft erscheint, bei Frauen unter 35 Jahren nichts zu sagen und bei Frauen über 35 plötzlich so zu tun, als wäre die Untersuchung mehr oder weniger unumgänglich. Denn es geht hier eben nicht um Statistik sondern um Ihr ganz persönliches Kind.

Damit Sie sich also eine Meinung dazu bilden können, ob diese Untersuchung für Sie in Frage kommt, möchte ich Ihnen ein paar fachliche Informationen geben, da ich immer wieder schwangeren Frauen begegne, die sich für eine solche Untersuchung entschieden haben und nur sehr wenig darüber wissen, worauf Sie sich mit dieser Untersuchung einlassen.

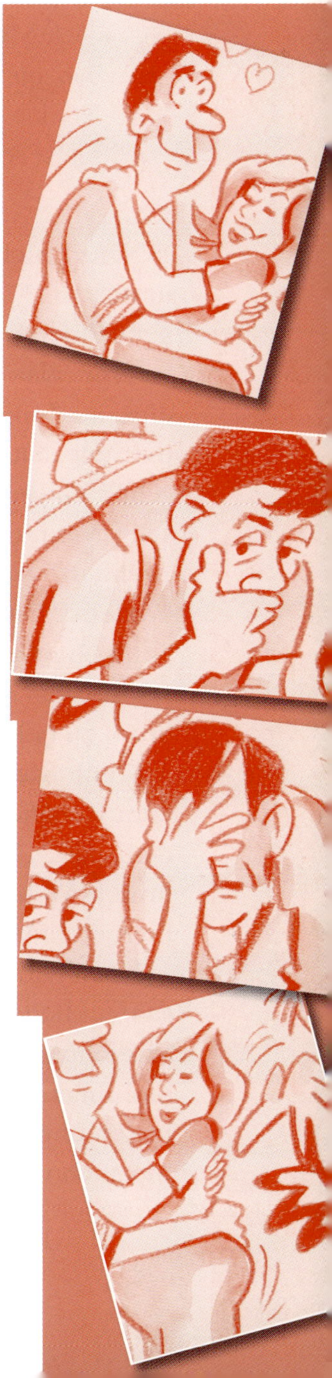

Dabei ist mir allerdings eine Sache ganz besonders wichtig – und das gilt für alle Untersuchungen der Pränataldiagnostik: Ich möchte hier auf gar keinen Fall eine moralische Wertung abgeben, ob ich solche Untersuchungen gut finde oder nicht. Das ist eine Sache, die immer nur das betreffende Paar für sich selbst entscheiden kann und muss.

Es ist Ihre Entscheidung!

Die Fruchtwasseruntersuchung wird im Allgemeinen in der 16./17. Schwangerschaftswoche gemacht. Das Ergebnis der Untersuchung liegt zwei bis drei Wochen später vor, also in der 18./19. Schwangerschaftswoche. Zu diesem Zeitpunkt haben Mehrgebärende das Kind vermutlich schon strampeln gespürt, sie haben sicherlich schon einige Ultraschallbilder zu Hause und es wird nur sehr wenigen gelingen, die Schwangerschaft bis dahin „geheim“ zu halten (zum Beispiel auch vor Geschwisterkindern). Dazu liegt das Risiko, das bei der Punktion eine Fehlgeburt ausgelöst wird bei 1:100. (Das war vorhin das Risiko, das eine 40-Jährige hat, ein Kind mit Down Syndrom zu bekommen!).

Untersuchung: Ja oder Nein?

Wenn Sie nun das Ergebnis bekommen, dass Ihr Kind zum Beispiel Down-Syndrom hat und Sie sich entscheiden, das Kind nicht zu behalten, dann wird die Geburt mittels Wehenmittel eingeleitet, das heißt, es handelt sich hierbei nicht einfach um eine Curettage in Vollnarkose.

Noch einmal – ich versuche hier *nicht* Sie mit möglichst schrecklichen Schilderungen von einer Fruchtwasseruntersuchung abzuhalten. Ich möchte Sie nur ernst nehmen und Ihnen daher die Chance zu einer freien Entscheidung lassen und die haben Sie meiner Meinung nach nur, wenn Sie auch wissen, wovon wir sprechen.

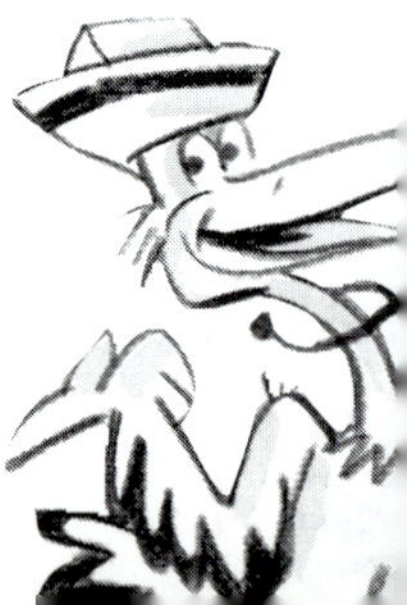

Dazu noch ein Beispiel – und auch dieses Beispiel soll *nicht* dazu dienen, Sie von solchen Untersuchungen abzuhalten. Ich möchte Ihnen nur auch die andere Seite der Untersuchungen vor Augen führen, die Sie vielleicht sonst nicht hören:

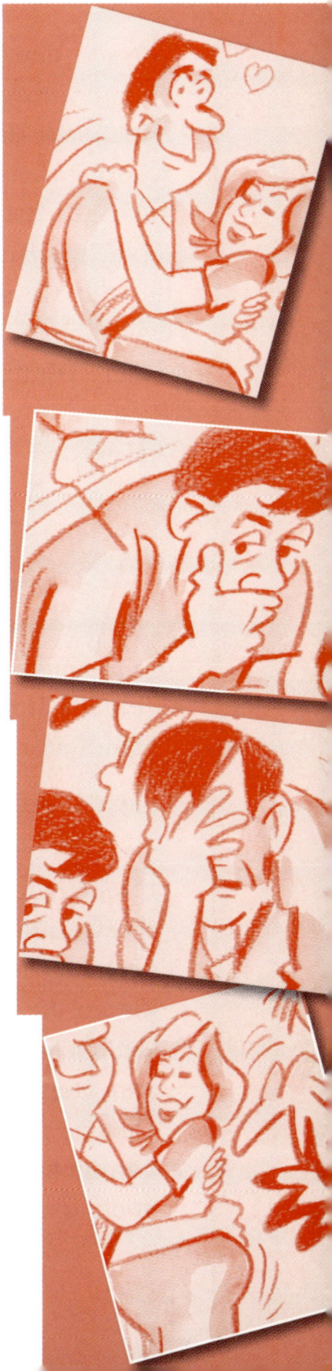

> Ich kenne eine Frau, die drei Kinder bekommen hat. Bei den ersten zwei war sie 26 und 32 Jahre alt und hat keine besonderen Untersuchungen gemacht, weil ihr auch damals niemand davon erzählt hat. Als sie mit dem dritten Kind schwanger wurde war sie 35 und ihr Arzt riet ihr zu einer Fruchtwasseruntersuchung, die sie dann auch durchführen ließ. Da sie bis zur 19. Woche (also fast die Hälfte der Schwangerschaft) auf das Ergebnis warten musste, erzählte sie mir einmal, dass sie sich bis dahin „eigentlich nicht getraut hat, sich auf das Kind zu freuen, weil sie ja noch nicht sicher war, ob sie es behalten würde oder nicht“. Jahre später stellte sich heraus, dass dieses Kind ihr „schwierigstes“ war – und sie hat mir einmal gestanden, dass sie immer wieder darüber nachgedacht hat ob das daran liegen könnte, dass sie das Kind in den ersten 19 Wochen der Schwangerschaft „nicht so angenommen hat, wie die anderen“.

Noch einmal – denn das kann ich nicht oft genug sagen: Ich will hier *kein moralisches Urteil* abgeben. Ich möchte Ihnen nur vor Augen führen, dass die Fruchtwasseruntersuchung nicht einfach nur eine von vielen Untersuchungen ist, sondern dass sie zum Teil sehr weitreichende Konsequenzen haben kann, die ausschließlich immer von Ihnen getragen werden und nicht von uns Ärzten. Daher ist es auch so besonders wichtig, dass Sie selbst entscheiden, welche Untersuchungen Sie machen lassen wollen und welche nicht.

Nackenfaltenmessung, Triple Test und Combined Test

Test Alternativen

Nach den Erklärungen über die Fruchtwasseruntersuchung werden Sie sehr leicht verstehen, dass auch wir Ärzte sehr daran interessiert sind, den werdenden Eltern Alternativen bei den Untersuchungen zu bieten. Sicher auch aus dieser Motivation heraus wurden weitere Untersuchungsmöglichkeiten gesucht und gefunden, nämlich die Messung der Nackenfalte, der Triple Test und der Combined Test. In jüngerer Zeit wurden außerdem noch neuere Bluttests entwickelt.

Alles hat Vorteile und Nachteile

Welche Vorteile bieten nun diese Untersuchungen:

- Sie können wesentlich früher durchgeführt werden, zum Teil schon in der 11. Schwangerschaftswoche.
- Sie sind völlig ungefährlich, da sie ausschließlich aus einer Ultraschalluntersuchung und zum Teil auch einer Blutuntersuchung bestehen.

Das klingt natürlich sehr bestechend positiv, aber wie alles im Leben hat alles seine zwei Seiten:

Neben den unbestreitbaren Vorteilen dieser Untersuchungen haben sie gegenüber der Fruchtwasseruntersuchung den Nachteil, dass das Ergebnis nie in einem klaren Ja oder Nein besteht, sondern immer in einer Wahrscheinlichkeitsberechnung. Das heißt, Sie haben zum Beispiel die Chance von 1:1800 oder aber auch eine Chance von zum Beispiel 1:15 ein krankes Kind zu bekommen. Genauer gesagt heißt das, dass Sie bei 1:1800 doch die eintausendachthundertste Frau sein können,

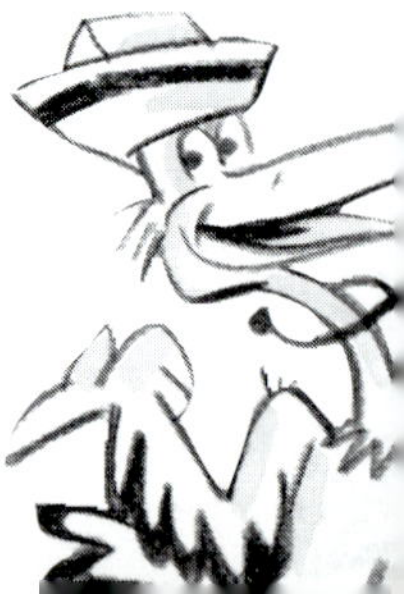

während Sie bei 1:15 trotzdem 14 Mal die Chance haben ein gesundes Kind zu bekommen.

Zwei Fragen sollten Sie sich also unbedingt schon vor diesen Untersuchungen stellen:

- Kann ich mit dem Ergebnis etwas anfangen, das heißt kann mich so eine Wahrscheinlichkeitsrechnung beruhigen oder nicht.
- Und: Wäre ich im Zweifelsfall auch bereit eine Fruchtwasseruntersuchung durchführen zu lassen?

Warum ist diese Frage wichtig: Ich kenne viele Frauen, die sagen mir, sie wollen zum Beispiel unbedingt eine Nackenfaltenuntersuchung machen lassen, aber eine Fruchtwasseruntersuchung würden sie nie machen, das sei ihnen viel zu gefährlich. Was aber machen diese Frauen, wenn sie bei der Nackenfaltenmessung ein Ergebnis von 1:15 haben? Natürlich ist es auch dann weiterhin so, dass Sie niemand dazu zwingen kann, eine Fruchtwasseruntersuchung durchführen zu lassen. Es wird Ihnen aber in so einer Situation nur die Fruchtwasseruntersuchung eine wirklich klare Antwort auf die Frage geben, ob Sie ein gesundes Kind bekommen oder nicht. Die Frage ist, ob Ihr Optimismus dann ausreicht zu denken, Sie wären eine von den 14 Glücklichen – und wenn Sie tatsächlich soviel Optimismus aufbringen – wozu machen Sie dann vorher die Untersuchung? Denn eine statistische Zahl möchte ich Ihnen noch nachliefern: 97 % aller Kinder sind völlig gesund! Und zu den restlichen 3% zählen alle auch nur kleinsten Veränderungen und Krankheiten, die zum Teil nicht einmal eine Auswirkung auf das Leben des Kindes haben.

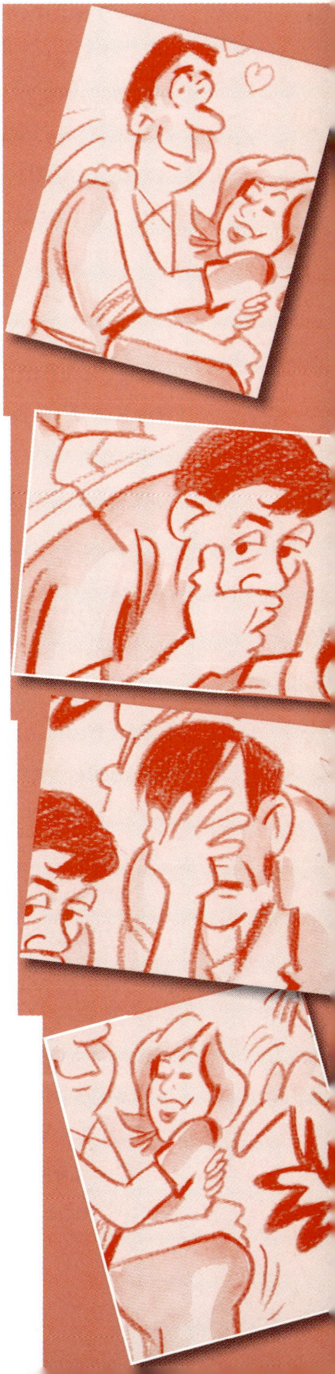

Sie allein entscheiden!

Zusammenfassend möchte ich noch einmal sagen: Die Fragen der Pränataldiagnostik sind sehr wichtig, aber auch sehr persönlich. Die wirklich wichtigen Antworten darauf wissen nicht Ihre Freundinnen, nicht Ihre Eltern und eigentlich auch nicht Ihre Ärtzin oder Ihr Arzt. Denn wir alle werden vermutlich das empfehlen, was uns persönlich die meiste Sicherheit bietet (und das ist im Falle des Arztes sicherlich immer eher ein Befürworten der Untersuchung). Die wirklich wichtigen Antworten auf diese Fragen können nur Sie und Ihr Partner wissen – und was immer Sie beide entscheiden ist richtig!

Nur Sie kennen die Antwort!

Organscreening

Das Organscreening ist eine Ultraschalluntersuchung, die ungefähr in der 20. Schwangerschaftswoche durchgeführt wird – allerdings auch zu einem späteren Zeitpunkt noch möglich ist. Bei dieser Untersuchung, die natürlich auch auf freiwilliger Basis durchgeführt wird, werden verschiedene Organe des Babys mittels Ultraschall untersucht, wie zum Beispiel die Wirbelsäule, der Magen, die Nieren, das Zwerchfell und anderes mehr.

Natürlich kann auch diese Untersuchung keine hundertprozentige Garantie auf ein gesundes Kind geben. Großer Vorteil dieser Untersuchung ist allerdings, dass sie möglicherweise Veränderungen aufzeigt, bei denen es von Vorteil ist, sie schon *vor* der Geburt zu wissen, weil dann die notwendigen Konsequenzen, wie zum Beispiel eine nötige Operation für das Kind, besser vorausgeplant werden können.

Das Organscreening wird im Allgemeinen von den meisten Frauen als sehr angenehm und beruhigend empfunden.

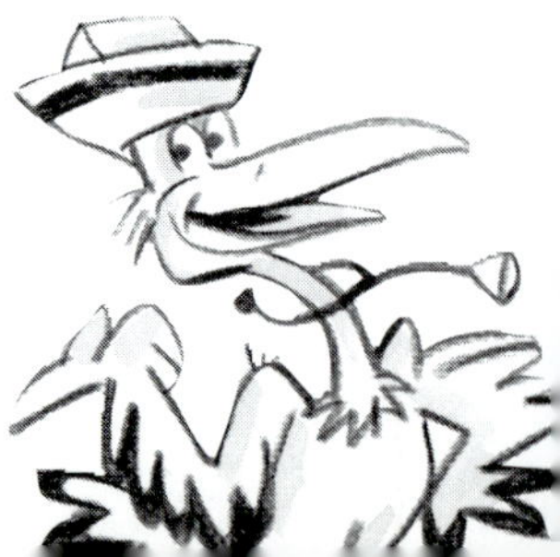

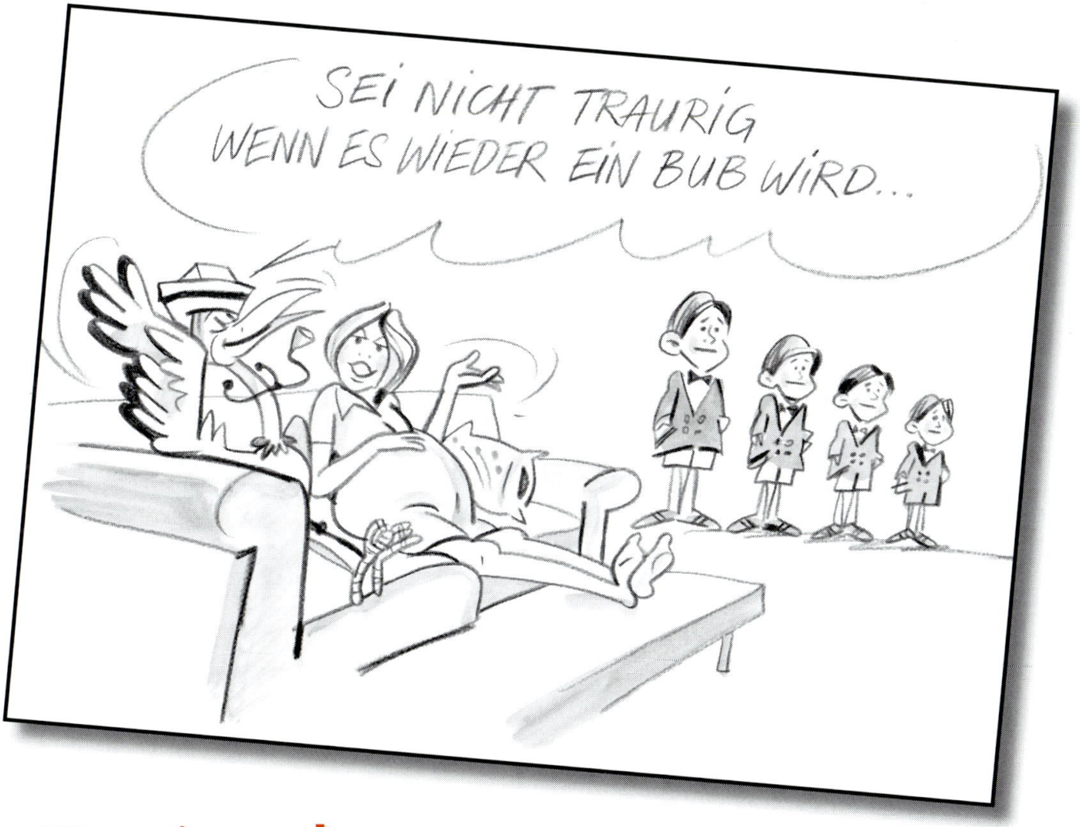

Zwei und mehrere Kinder

Großfamilie oder Einzelkind?

Eine große Familie mit vielen Kindern kann doch etwas sehr Schönes sein. Viele planen eine Familie mit zwei oder drei Kindern. Im Alltag sieht es dann aber manchmal etwas anders aus, als erwartet.

Häufig stellen sich Fragen, die von einer falschen Erwartungshaltung der Umgebung oder auch der Schwangeren selbst ausgehen.

Das zweite Kind: „Das war beim ersten Kind ganz anders“

„Beim ersten Kind war mir nicht so schlecht, da war ich nicht so müde und ich kann mich nicht erinnern, dass ich da immer wieder so ein Ziehen im Bauch hatte“

Dieses und Ähnliches erzählen mir Mütter, die ich auch schon in der ersten Schwangerschaft betreut hatte. Immer wieder wundere ich mich, wie sehr uns die Natur die Fähigkeit verliehen hat, Dinge zu vergessen, die uns unangenehm waren.

Vieles gleich und vieles anderes

Damit will ich nicht sagen, dass Schwangerschaften immer gleich verlaufen, ganz im Gegenteil. Jedes Kind ist ganz offensichtlich von Anfang an so besonders und einzigartig, dass auch die Schwangerschaften völlig unterschiedlich verlaufen können. Oft werden jedoch die unangenehmen Aspekte eher vergessen und die Frauen bedenken nicht, was es für einen Unterschied macht, dass sie in der Schwangerschaft mit dem zweiten Kind in der Regel schon ein Kind zu Hause haben. Damit ergibt sich natürlich ein ganz anderer Tagesablauf und auch ein ganz anderer Energieverbrauch. Es ist etwas anderes, ob man am Abend gemütlich und ungestört mit dem Partner vor dem Fernseher sitzt, sich den schwangeren Bauch streicheln lässt, auf das Kind freut, oder ob bereits ein älteres Geschwisterchen zu Hause ist und versorgt werden will.

Ihre Ängste sind ganz normal!

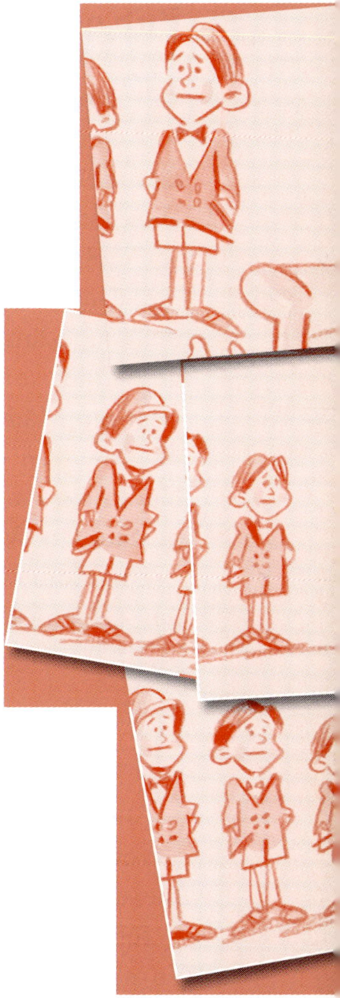

„Ich weiß nicht, diesmal hab ich viel mehr Angst, dass mit dem Kind irgendetwas nicht in Ordnung sein könnte, das war beim ersten Kind ganz anders“

Auch das ist ein oft gehörter Satz!

Viele Frauen wundern sich über ihre Gefühle und manchmal halten sie es auch für eine Vorahnung, dass diesmal tatsächlich etwas nicht stimmen könnte. Ich dagegen halte solche Ängste für die ganz normale und durchaus verständliche Befürchtung von Frauen, die schon ein gesundes Kind haben und viel besser als eine Erstgebärende wissen, wie sehr man an dem Kind tatsächlich hängt und welch großen Ängste damit verbunden sind, dass diesem lieben Menschen etwas passieren könnte.

Außerdem ergibt es sich natürlich für Frauen, die schon Kinder haben, viel eher, dass sie mit anderen Müttern und dadurch auch viel mehr damit in Berührung kommen, dass ein Kind einmal krank auf die Welt kommt.

„Diesmal habe ich irgendwie mehr Angst vor der Geburt“

Frauen entschuldigen sich beim zweiten Kind fast dafür, dass sie sich diesmal noch mehr fürchten. Meist ist dies vor allem zu Beginn der zweiten Schwangerschaft und dann in den letzten 2 – 3 Wochen so. Auch das halte ich für ganz normal, denn Mehrgebärende wissen eben doch besser wovon sie reden und was auf sie zukommt. Die Angst ist viel konkreter. Lassen Sie diese Ängste einfach zu, meist kommen und gehen sie, und sie gehören einfach auch dazu. Die Geburt geht genauso vorüber und Sie werden staunen, dass Sie auch dann viele Ängste und auch Schmerzen einfach wieder vergessen werden.

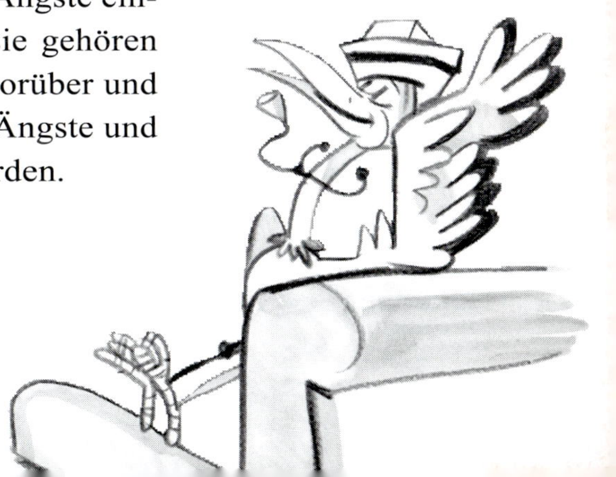

Bub oder Mädel – Hauptsache gesund?

Sie haben als erstes Kind einen Buben bekommen und werden gefragt, was Sie sich jetzt wünschen. Die ziemlich stereotype Antwort auf diese Frage wird lauten: Hauptsache, das Kind ist gesund. Ich darf Sie bei dieser Gelegenheit jedoch etwas schulmeisterlich korrigieren: Das ist keine korrekte Antwort auf die Frage. Denn die Frage lautete ja nicht: Wünschen Sie sich ein gesundes Kind, sondern wünschen Sie sich eher einen Buben oder ein Mädchen. Diese Frage trauen sich viele nicht zu beantworten und wenn, dann zumindest gleich mit dem Nachsatz, dass es doch viel wichtiger sei, dass das Kind gesund zur Welt kommt.

Sie dürfen sich was wünschen!

Ungefähr in dem gleichen Ausmaß werden einem, was das Geschlecht betrifft auch bestimmte Wünsche unterstellt. Aussagen wie

„Sei nicht traurig wenn es wieder ein Bub wird“ oder
„es macht ja nichts, wenn es noch ein Mädchen ist“

zeigen unmissverständlich die Erwartungen dessen, der diese frommen Wünsche ausspricht.

Ich persönlich bin immer sehr beruhigt, wenn ab und zu eine Frau beim Ultraschall zu weinen beginnt, weil die Nachricht über das Geschlecht ihres Kindes sie enttäuscht, denn ich halte das schlicht und einfach für eine ehrliche Reaktion, die aber mit der Liebe zu diesem Kind absolut nichts zu tun hat.

Vater werden ist nicht schwer ...

Ich möchte Sie also dazu ermutigen, sich durchaus etwas Bestimmtes zu wünschen, denn Sie werden trotzdem keinen Einfluss darauf haben, ob dieser Wunsch in Erfüllung geht. Das ist aber bei ganz vielen Wünschen so

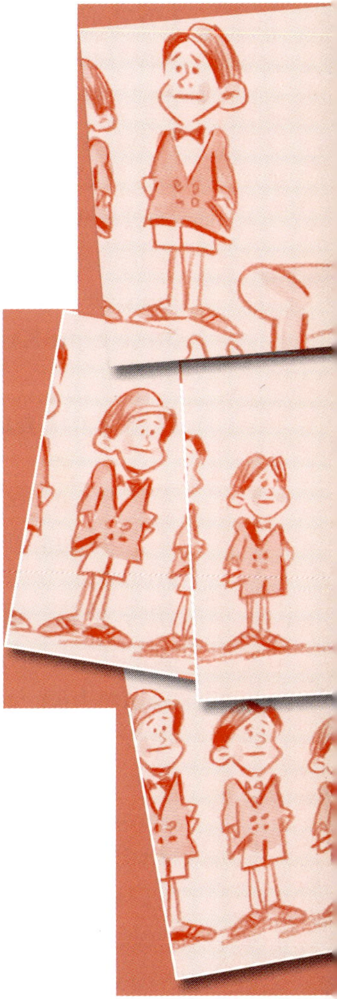

und es wäre jammerschade, sich deswegen erst gar nichts mehr zu wünschen.

Aus der Praxis: Eine meiner besten Schulfreundinnen, sagte schon seit Kindertagen immer zu mir, dass sie unbedingt einmal ein Mädchen möchte. Dann wurde sie irgendwann tatsächlich schwanger und von der ersten Untersuchung an behauptete sie, unbedingt einen Buben zu wollen.
Eine Zeit lang wunderte ich mich im Stillen über diesen Gesinnungswandel. Als ich sie dann schließlich darauf ansprach, gestand sie mir „Weißt du, ich hab mir immer so sehr ein Mädchen gewünscht – und wenn es jetzt doch ein Bub wird, dann hab ich Angst enttäuscht zu sein, und deswegen hab ich beschlossen mir von Anfang der Schwangerschaft an einzureden, dass ich lieber einen Buben möchte. Es wurde übrigens auch ein Bub (und zwar ein ganz besonders lieber!) Ich fand das eine sehr gute und legitime Strategie.

Die Reaktion der werdenden Väter

„Heute sind Männer ja ganz andere Väter", das höre ich zumindest immer wieder von jenen, die heute schon lange Großväter sind. Sicherlich anders als früher ist, dass Väter heute viel mehr in die Schwangerschaft mit eingebunden werden. Sie kommen mit zum Gynäkologen, sie lesen Bücher, sie lernen wickeln, sie gehen mit zur Schwangerschaftsgymnastik und vieles, vieles mehr.

Was ich allerdings oft bemerke – und daher bemerken es natürlich auch die werdenden Mütter – ist, dass die Reaktionen beim ersten Kind oft anders sind als bei den weiteren. Viele Frauen beklagen sich, dass „sich mein Mann diesmal gar nicht so interessiert, wie beim ersten Kind".

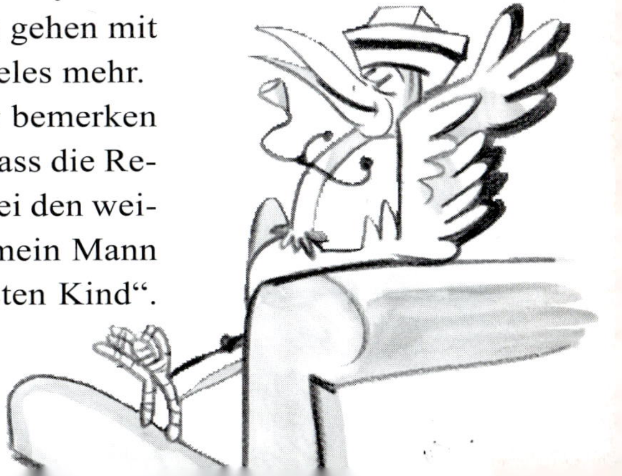

Ich denke, Männer haben trotz des miteinander Vorbereitens einfach einen anderen Zugang zur Schwangerschaft und können im Allgemeinen doch dann erst mehr mit den Kindern anfangen, wenn sie auch tatsächlich schon auf der Welt sind. Das sollten wir den Männern auch nicht übel nehmen. Es ist ganz normal, dass man bei der ersten Schwangerschaft vieles genauer nimmt, das ist ja auch bei den Frauen so – und hat nichts mit der späteren Beziehung zum Kind zu tun.

Die Zeit nach der Geburt

Frauen die mit dem ersten Kind nach Hause kommen, beklagen oft, wie anstrengend diese Zeit ist und wie groß die Umstellung im Vergleich zum Leben davor. Trotz aller überschäumenden Liebe zum Kind und der großen Dankbarkeit für die glücklich überstandene Geburt übernimmt hier jemand ganz anderer das Kommando über die Tageseinteilung, und das muss erst einmal verdaut werden. Dazu kommt sicher, dass man es beim ersten Kind besonders gut machen will und es daher vielleicht in vielen Dingen ein bisschen zu genau nimmt.

Wer hat das Kommando?

Ganz anders beim zweiten Kind! Zumindest stellen da viele Mütter zu hohe Anforderungen an sich selbst. Sie wissen, wie man wickelt, das Stillen fällt viel leichter und man „kennt sich eben schon aus“. Das ist auch wirklich ein ganz großer Vorteil. Die Realität ist aber, dass Sie jetzt eben *zwei* Kinder zu Hause haben. Und für das große Kind ist es eine völlig neue Situation, dass da noch jemand Neuer dazu gekommen ist, der Mama und Papa erstaunlich nahe sein darf, und das kleine Neue ist eben doch ein Neues, das die Welt erst kennenlernen muss.

Aus der Praxis: Unlängst erzählte mir eine meiner Schwangeren ganz entsetzt: „Stellen Sie sich vor, am Wochenende war ich mit meinem Mann beim Geburtsvorbereitungskurs. In einer ersten Runde mussten wir alle sagen, warum wir hier sind und was wir uns vom dem Kurs erwarten. Und wissen Sie, was mein Mann gesagt hat? Er hat gesagt: „Ich bin eigentlich nur da, weil mich meine Frau dazu gezwungen hat.“ Die Frau schaute mich ganz verzweifelt an und erwartete vermutlich, dass mich diese Aussage ebenso entsetzt wie sie. Daher war sie vermutlich über meine Antwort besonders erstaunt. Ich sagte nämlich: „Ich kann Ihnen nur zu Ihrem Mann gratulieren, denn er war in dieser Runde vermutlich der Ehrlichste!“

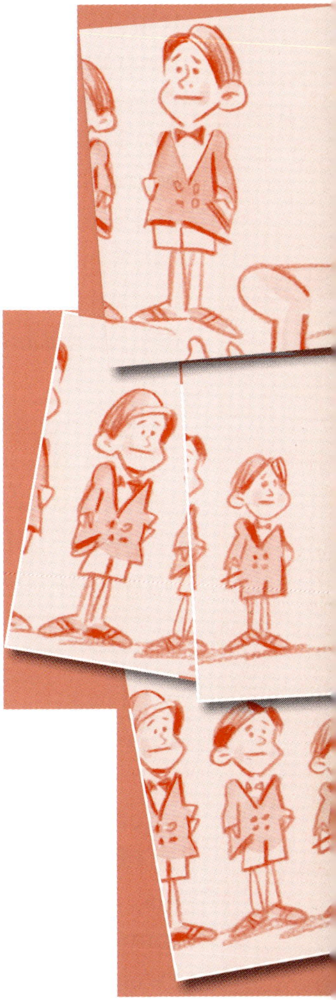

Zwei Kinder sind mehr als doppelt so viel wie eines!

Wenn Frauen mit dem ersten Kind nach Hause kommen, unterschätzen sie fast immer die „Wucht der Veränderung“, wie ich es gerne nenne. Das ist auch gut so! Denn in vieles im Leben wächst man erst hinein und wer noch kein Kind hat, weiß zwar nicht, wie zeitintensiv „nur ein Kind“ sein kann, aber er oder sie weiß auch noch nicht, wie unglaublich be- und verzaubernd so ein kleines Wesen ist, und wie viel Wunderbares für die investierte Energie zurückkommt.

Wenn Frauen mit dem zweiten Kind nach Hause kommen, passiert oft das Gegenteil: Sowohl die Frauen selbst als auch ihre Umgebung denken – mit Recht: Sie weiß schon, was auf sie zukommt, sie kennt sich damit aus und das passt dann schon. Das stimmt auch, aber: Wenn Sie mit dem zweiten Kind nach Hause kommen, dann haben Sie ein Kind zu Hause, dass bis jetzt immer allein im Mit-

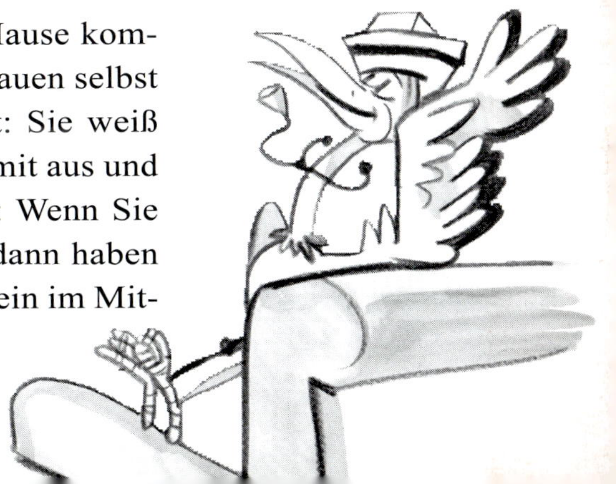

telpunkt gestanden hat. Das ältere Kind kennt das Gefühl noch nicht, wie es ist, dass nun ein anderes Kind Ihnen so nahe sein darf, wie es bei einem Geschwisterchen eben der Fall ist. Es wird also zum Beispiel oft gerade dann, wenn Sie stillen, besonders Ihre Aufmerksamkeit suchen und nicht einfach brav daneben spielen. Und das „Neue" ist eben ein kleines Kind mit eigenem Wesen und Charakter und wird Sie unter Umständen ganz anders fordern als das erste Kind.

Versuchen Sie also bitte auch beim zweiten Kind die Ansprüche an Haushalt und Gesellschaftsleben in den ersten Monaten ein bisschen herunter zu schrauben. Bitten Sie auch beim zweiten Kind um Hilfe – Sie können sie da mindestens genauso gut brauchen!

Tipp

Wie viele Kinder sollen wir bekommen?

Reden Sie mit Ihrem Partner!

Jetzt in der vierten Auflage ist es mir aus einer in der Ordination sehr häufig erlebten Situation ein Bedürfnis, auch zu dieser Frage ein paar Worte zu schreiben. Immer öfter kommen Frauen zu mir, die meistens bereits zwei Kinder haben und sich nach einiger Zeit noch einmal ein Kind wünschen. Sehr oft aber ist der Partner anderer Meinung und möchte „nicht noch einmal ganz von vorne anfangen".

Da stellt sich natürlich die ganz schwierige Frage, wer nun seinen Wunsch erfüllt bekommen soll. Selbstverständlich kann keiner von beiden „recht haben", aber eben auch nicht „unrecht". Man kann einem Mann ja nicht wirklich vorwerfen, dass er sich kein weiteres Kind wünscht, und ebenso der Frau nicht, dass es schon so ist. (Natürlich erlebe ich auch, wenngleich wesentlich seltener, die umgekehrte Situation.) Noch klarer ist, dass ich nicht die Lösung Ihres Problems kenne. Was ich aber den Frauen (und gerne auch den Männern) ans Herz legen möchte, ist: Versuchen Sie bitte möglichst offen und ehrlich darüber zu sprechen. Ich sehe nämlich wirklich häufig, dass sich bei Paaren, die sich über die weitere Kinderfrage nicht einig sind, eine Art Sprachlosigkeit zu dem Thema einstellt, weil sich „mein Partner dann gleich wieder aufregt" oder „ganz auf stur stellt". Manche Frauen neigen dazu, dann „eher nichts mehr zu sagen", was aber an ihrem Kinderwunsch überhaupt nichts ändert. Wenn ich mich bei diesen Frauen dann erkundige: „Haben Sie Ihrem Mann wirklich einmal ganz ehrlich, so wie mir, gesagt, wie sehr Sie sich noch ein Kind wünschen?", wird dies erstaunlich oft mit „Nein" beantwortet.

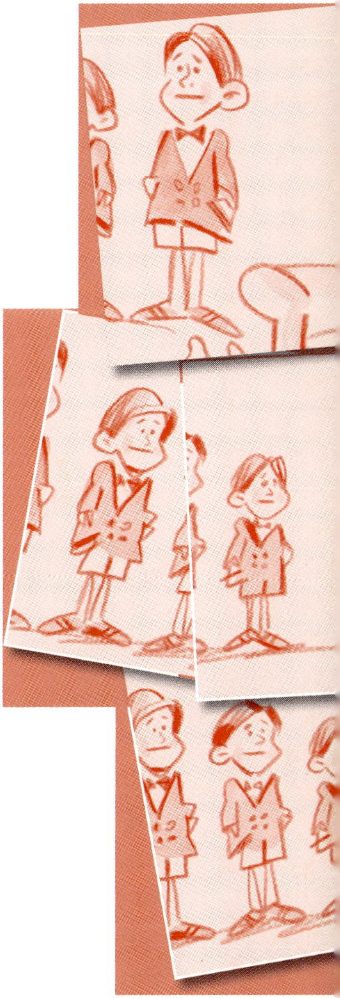

In dieser schwierigen Frage sind sich viele Paare uneinig. Es ist auch sicher nur bis zu einem gewissen Grad möglich, dem anderen zuliebe auf ein Kind zu verzichten oder es noch zu bekommen. Was sich aber schon vermeiden lassen sollte, ist die Situation, die in der Realität leider durchaus vorkommt: Nämlich, dass nach vielen Jahren der eine Partner zum anderen sagt: „Du hast mir ja nie gesagt, wie wichtig dir noch ein Kind ist, dann hätten wir uns das schon noch einmal überlegen können." Genau das passiert leider oft erst, wenn die Frauen merken, dass sie tatsächlich zu alt für ein weiteres Kind sind und dem Partner dann vorwerfen, dass sie seinetwegen kein weiteres Kind mehr bekommen haben.

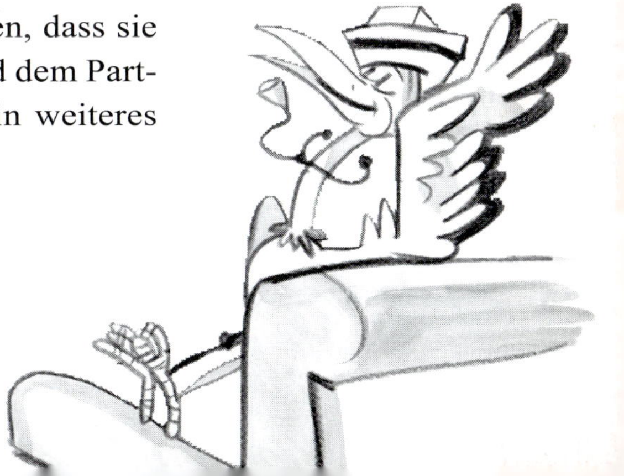

Das dritte Kind: Die Reaktion der Umwelt

Eine leider nicht untypische Erfahrung in der dritten Schwangerschaft ist die nicht sehr positive Reaktion der Umgebung. Die – meines Erachtens unglaublich unnötige und unhöfliche – Frage „Habt ihr das wirklich gewollt?“ oder „Habt ihr das geplant?“ ist für so manches schwangere Paar ein ordentlicher Dämpfer. Noch dazu, wo diese Frage oft genau in der Zeit kommt, in der man sich vielleicht selbst erst an diesen neuen Zustand gewöhnen muss und sich überlegt, wie das Leben mit drei Kindern dann so sein wird.

Lassen Sie sich nicht verunsichern!

„Keiner freut sich mit uns!“

Und erstaunlicherweise kommt diese Frage ganz besonders häufig beim dritten Kind. Nicht selten erzählen mir Drittgebärende, wie enttäuscht sie sind „dass sich scheinbar diesmal niemand außer uns freut!“. Vielleicht hilft es in dieser Situation manchmal, sich zu fragen, warum die Frage „Wolltet Ihr das wirklich?“ gestellt wurde. Mir fällt oft auf, dass diese Fragen oft viel mehr mit dem Fragenden selbst zu tun haben als mit der schwangeren Frau oder dem Paar, dem sie gestellt werden.

Sehen Sie sich die Person des Fragenden ganz objektiv an. Manchmal finden Sie hier rasch eine Begründung der negativen Reaktion. Es kann sein, dass

- ein Paar selbst gerade schon mit dem ersten Kind überfordert ist, und nicht versteht, warum Sie drei Kinder haben möchten,

Einfacher als befürchtet

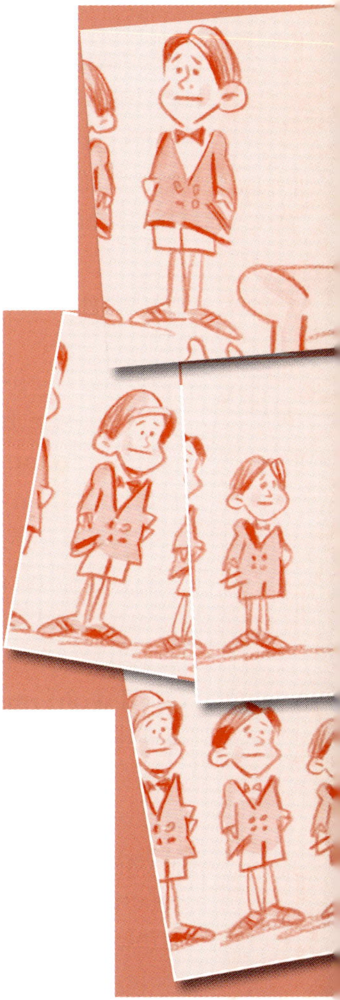

- bei einem anderen Paar Partnerschaftsprobleme durch eine neue Familiensituation aufgetreten sind,
- jemand einfach aus durchaus verständlichen persönlichen Gründen nur neidisch auf Ihr Familienglück ist.

Es gibt viele Begründungen für negative Aussagen, lassen Sie sich nur nicht davon irritieren! Niemanden außer Sie selbst geht es etwas an und wer sich nicht mit Ihnen freuen kann oder will, der ist eigentlich zu bedauern!

Im Übrigen pflege ich die Drittgebärenden mit etwas Augenzwinkern auch immer damit zu beruhigen, dass sie sich ab jetzt keine Sorgen mehr zu machen brauchen, denn ab der vierten Schwangerschaft regen sich die anderen meiner Erfahrung nach nicht mehr direkt auf, sondern besprechen das nur mehr hinter dem Rücken des schwangeren Paares.

Die Zeit nach der Geburt beim dritten Kind

So wie beim zweiten Kind manche die zusätzlichen Anstrengungen im Alltag unterschätzen, werden andere beim dritten Kind oft positiv überrascht, dass es eher einfacher ist, als sie sich das vorgestellt haben.

Ich habe mich lange Zeit über diese Beobachtung gewundert und erkläre dieses Phänomen so: Da viele Frauen eben beim zweiten Kind überrascht sind, dass nicht alles ganz so unkompliziert läuft, wie sie das erwartet haben, schrauben sie offensichtlich beim dritten Kind diese positive Erwartungshaltung sehr herunter und befürchten „das Schlimmste“. Oft sind sie dann erfreut, festzustellen, dass es doch nicht so schlimm ist.

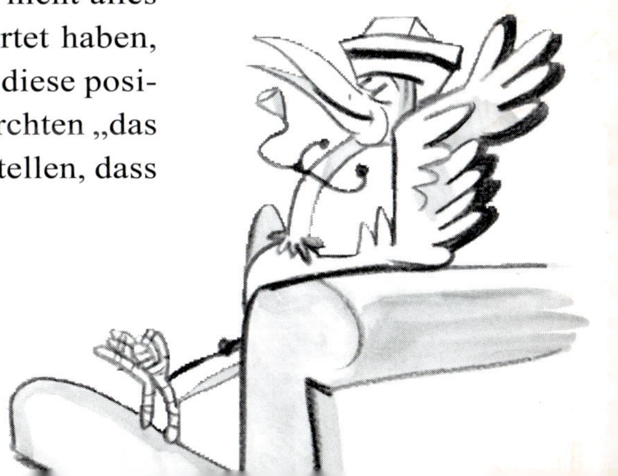

Zum zweiten macht es – je nach Altersabstand der Kinder – bestimmt einen großen Unterschied aus, dass beim dritten Kind schon zwei Kinder zu Hause sind, die bereits daran gewöhnt sind, nicht mehr allein zu sein. Sie beschäftigen sich schon öfter selbst oder auch miteinander, wenn Sie zum Beispiel gerade stillen möchten.

Familien-Exoten

Schon Babys sind schlau!

Eine weitere spannende Beobachtung ist, dass viele Mütter beim dritten Kind erzählen „dass es so erstaunlich lange braucht beim Trinken, so lange haben meine ersten zwei Kinder nie gebraucht, bis sie satt waren". Ich kann mir das nur damit erklären, dass Kinder – die ich vom ersten Augenblick an grundsätzlich für wesentlich schlauer halte, als wir glauben – natürlich darauf reagieren, was mit ihnen geschieht. Und ein drittes Kind wird wohl im Allgemeinen nach dem Trinken viel rascher wieder in sein Bettchen gelegt werden als zum Beispiel ein erstes, weil ja im Fall des dritten Kindes oft schon die zwei anderen darauf warten, dass die Mama „endlich wieder für sie Zeit hat". Daher versucht das dritte Kind „Zeit bei der Mutter zu schinden" indem es einfach länger trinkt, denn solange kann es auch nicht in sein Bettchen gelegt werden.

Vor- und Nachteile

Vier und mehrere Kinder

Die Reaktion der Umgebung auf die Nachricht, dass ein Paar ein viertes Kind bekommt, ist zumindest für das Paar unmittelbar meist eine weniger negative als beim dritten Kind.

Als Viertgebärende ist man bei uns schon ein bisschen etwas Exotisches – und daran muss man sich eben gewöhnen. In der Regel gelingt dies allerdings den werdenden Eltern beim vierten Kind auch schon recht gut. Ich persönlich bin selbst ein viertes Kind und freue mich daher natürlich immer besonders, wenn ein anderes „Viertes" auch eine Chance bekommt.

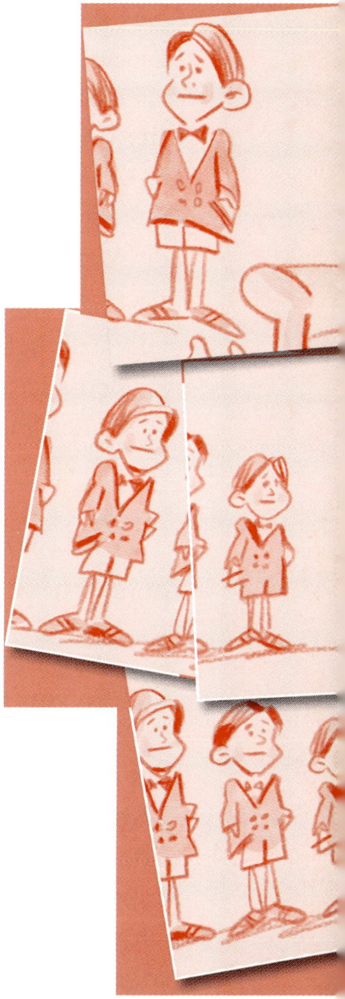

Hab ich auch genug Zeit für alle Kinder?

Ganz allgemein wird natürlich unabhängig davon, das wievielte Kind unterwegs ist, immer wieder darüber diskutiert, welches Kind es besser hat und ob man seine Liebe richtig verteilt und sich auch gerecht um jedes Kind gleich kümmert. Schon beim zweiten Kind sind die Frauen oft während der Schwangerschaft ganz bekümmert, dass sie „sich um dieses Kind viel weniger kümmern, während der ersten Schwangerschaft hab ich viel mehr über das Kind nachgedacht ..." und so weiter.

Meine Meinung dazu: Alles im Leben hat seine Vor- und Nachteile und jedes Kind hat seinen ganz besonderen Platz im Leben. Ob es einem ersten, zweiten oder dritten Kind besser geht, lässt sich nicht generell beantworten. Ein erstgeborenes Kind bekommt unter Umständen mehr Aufmerksamkeit, dafür hat das zweite vielleicht mehr Freiheiten und das dritte ist das besondere Nesthäkchen. Das wichtigste ist doch, dass die Kinder sich geliebt fühlen. (Ich persönlich denke natürlich, dass es die vierten am besten haben ...).

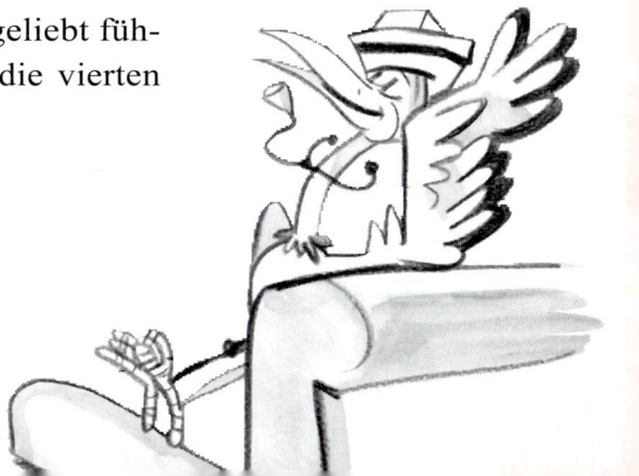

Aus der Praxis: Eine sehr gute Freundin von mir hat zwei Kinder. Irgendwann fiel mir auf, dass sie mit ihrer Tochter ganz anders umging, als mit ihrem Sohn. Ich fasste mir ein Herz und sprach sie darauf an, weil ich darin eine Ungerechtigkeit witterte. Und sie sagte mir darauf: „Natürlich gehe ich mit der Maria ganz anders um als mit dem Sebastian – denn die Maria *ist* auch ganz anders als der Sebastian".

Ich war verblüfft über diese einfache und unglaublich kluge und auch befreiende Antwort. Warum sollten wir mit allen Kindern gleich umgehen, wo sie doch alle so unterschiedlich sind. Gleich und gerecht ist eben noch lange nicht dasselbe!

Was ist, wenn ich nicht merke, dass ich schwanger bin?

Eine oft gehörte und weiter verbreitete Geschichte ist die von Frauen, die in den ersten Monaten gar nicht merken, dass sie schwanger sind, weil sie auch in dieser Zeit die Regel hatten. Was ist dazu zu sagen?

Normalerweise hat man während der Schwangerschaft natürlich keine Regel. Es kann aber bei bei manchen Frauen vorkommen, dass sie in den ersten Monaten der Schwangerschaft zu der Zeit, zu der sie die Regel hätten, eine mäßige Blutung haben. Daher kommen auch die durchaus zu glaubenden Geschichten von Frauen, die unter Umständen erst nach drei bis vier Monaten draufkommen, dass sie schwanger sind. Meistens sind aber diese Blutungen wesentlich schwächer als eine normale Regelblutung.

Aus der Praxis: Vor vielen Jahren rief mich eine gute Freundin an und bat mich, ob sie noch am selben Nachmittag in die Ordination kommen könnte. Sie glaubte nämlich, dass sie schwanger sei. Auf meine Frage wann denn die letzte Regel gewesen sei sagte sie: letzte Woche (!) Sie hatte zu diesem Zeitpunkt schon drei Kinder und wusste außerdem als meine Freundin, dass ich nur sehr ungern so kurzfristig Termine vergebe. Ich wunderte mich also über ihr Ansinnen und fragte sie, wie sie denn auf die Idee käme schwanger zu sein, wo doch erst vor einer Woche die letzte Regel war. Sie meinte darauf sie sei ständig müde. Ich versuchte dies damit zu erklären, dass sie schließlich schon drei Kinder hätte (und einen Mann ....) und gerade Schulanfang sei und überhaupt ..... Sie beharrte allerdings auf ihrem Termin – und es stellte sich heraus, dass sie im dritten Monat schwanger war.

Wie Sie aber an meiner Reaktion zum Ansinnen meiner Freundin erkennen können, kommt dies wirklich sehr selten vor. Außerdem merken diese Frauen meistens trotzdem selbst, dass sie schwanger sind. Es gibt natürlich Fälle, in denen Frauen ihre Schwangerschaft vor sich selbst verdrängen wollen – aber das ist eine ganz andere Geschichte.

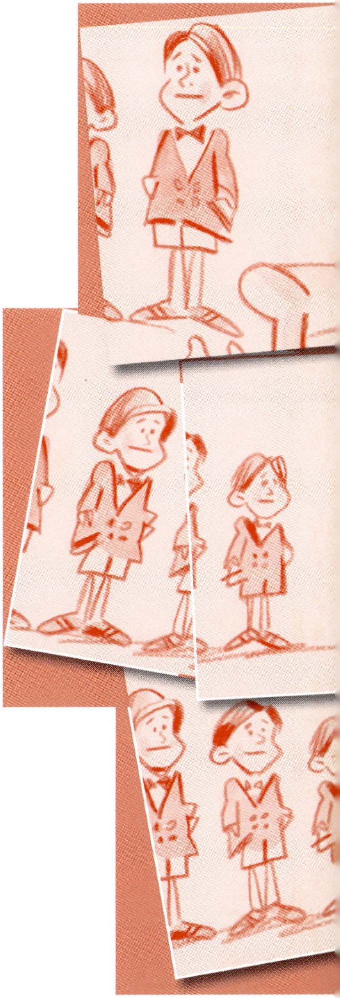

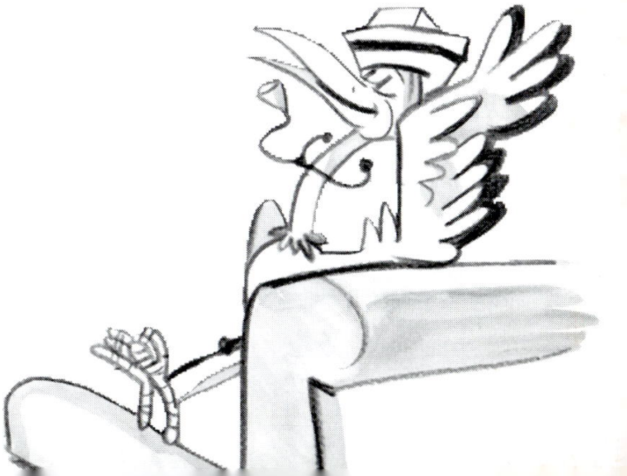

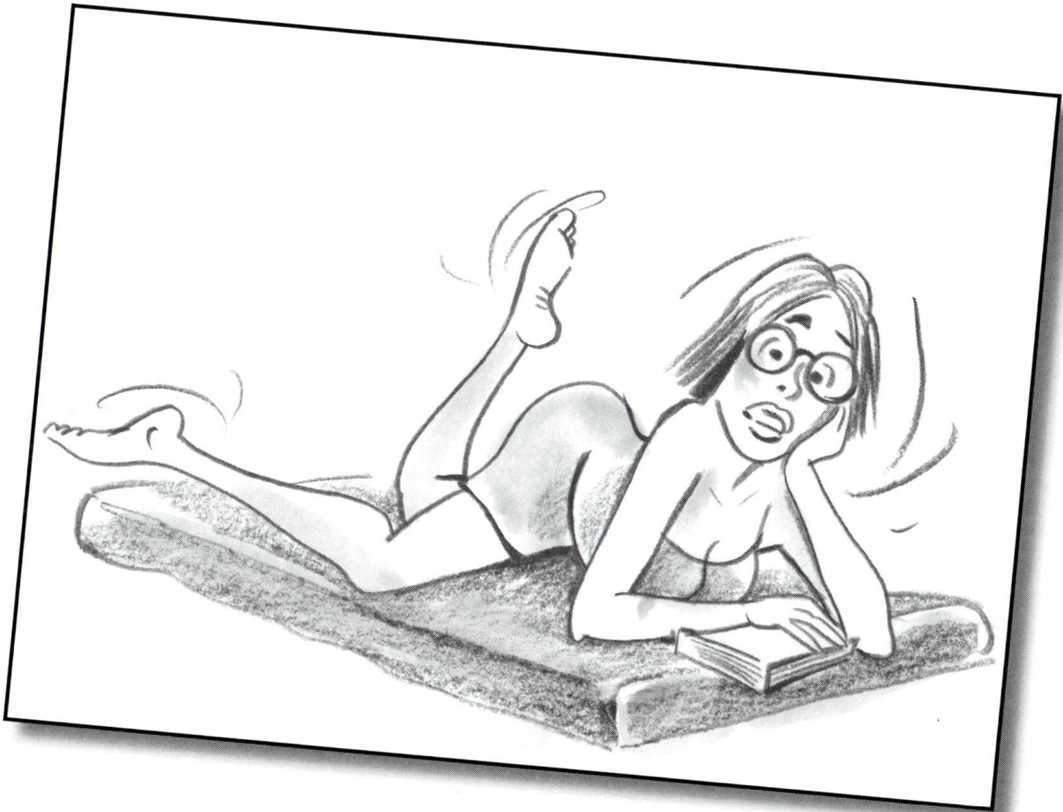

Schwanger unter 30 – wer erlaubt mir das?

Als ich vor 18 Jahren meine Praxis eröffnete, entschuldigten sich Frauen im Alter um die 30 häufig bei mir, wenn sie noch ein Kind wollten, weil ihnen von ihrer Umgebung vermittelt wurde, dass sie dafür eigentlich schon zu alt waren.

Ich habe also viele Jahre darauf verwandt, meinen Patientinnen den Rücken dabei zu stärken, dass es ganz egal ist, wenn sie mit über 30 oder auch über 40

Jahren noch ein Kind bekommen. Das sehe ich aus medizinischer Sicht auch heute immer noch so. Allerdings ist mir in den letzten Jahren aufgefallen, dass wir plötzlich eine völlig andere Situation haben als damals: Heute haben viele Frauen unter 30 Jahren das Gefühl, dass sie „jetzt auf keinen Fall schon schwanger werden dürfen".

Woher kommt das? Ich denke, meine Generation hat der nachfolgenden Generation sehr konsequent eingebläut, dass man heute als Frau auf jeden Fall zuerst Karriere machen muss. Schau, dass du deine Ausbildung fertig hast, mach' dich ja nicht abhängig von einem Mann und so weiter. Das alles sind Aussagen, die vermutlich ihren Sinn haben (außer dass ich ganz persönlich – und das sei mir hier erlaubt – der Meinung bin, dass man in keiner Beziehung zu einem anderen Wesen je wirklich unabhängig sein kann).

Was zuerst: Ausbildung oder Kinder?

Was hat sich geändert oder wo sehe ich die Problematik? Als ich 35 Jahre alt war (also vor bald 20 Jahren), hätte ich als Frau viele gute Jobs haben können, da ich damals als Frau galt „die ziemlich sicher zumindest nicht mehr schwanger wird". Heute machen die Frauen ihre Ausbildung, dann beginnen sie zu arbeiten, und zwar zunächst einmal in jenen Jobs, die man als junger Mensch eben bekommt. Dann beweist man langsam seine Stärken und dann, wenn die Frauen das erste Mal einen so richtig interessanten Job haben könnten, sind sie heute meistens um die 30 bis 35 und müssen sich plötzlich entscheiden: Nehme ich jetzt diesen endlich einmal wirklich interessanten Job an oder bekomme ich Kinder?

Ich erlebe dann zum einen in der Praxis den großen Druck, unter dem die Frauen diesbezüglich stehen, und zum anderen höre ich auch, dass die Chancen auf die guten Jobs heute bei über 30-jährigen Frauen ganz anders

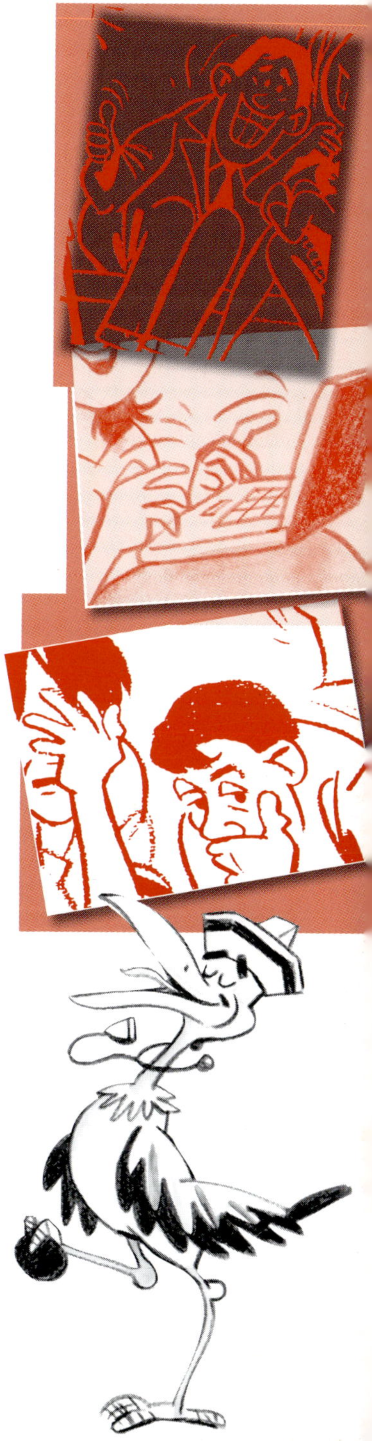

vergeben werden, da die Arbeitgeber sehr wohl bzw. extra damit rechnen müssen, dass diese Frau sich vermutlich in den nächsten Jahren ihren Kinderwunsch erfüllen wird.

Die zweite große Sorge, die sich mir dabei stellt, ist: Wenn wir uns in dieselbe Richtung weiter entwickeln, nämlich dass die Frauen immer älter werden bevor sie ihre Kinder bekommen, dann könnten wir eines Tages eine Gesellschaft ohne Großeltern haben. Wenn Frauen nämlich mit 40 das erste Kind bekommen und die Tochter auch, dann ist die Großmutter beim ersten Enkelkind 80 Jahre alt. Selbst wenn sie dann noch rüstig ist, ist es doch unwahrscheinlich, dass sie ihrem Enkelkind noch sehr lange eine gesunde Großmutter sein wird, die mit dem Kind auch einmal allein etwas unternehmen kann.

Wie so oft weiß ich keine Lösung für diese Fragen, da es sich meines Erachtens um eine Gesellschaftsentwicklung handelt, die ja normalerweise nicht aufzuhalten sind. Ich möchte aber dazu anregen, dass wir uns ab und zu die Frage stellen – und sie mit jungen Frauen diskutieren –, ob es nicht auch die Möglichkeit gibt, die Kinder während der Ausbildung oder zu Beginn des Berufslebens zu bekommen. Mit dieser Frage, die ich gerne in letzter Zeit etwas provokant bei vielen Gelegenheiten loswerde, löse ich meistens großes Entsetzen aus, vor allem bei meiner Generation, die jetzt Kinder in eben diesem jungen Alter hat. Noch einmal: Ich halte das nicht für die „richtige“ Lösung, den grundsätzlichen Denkprozess aber für wichtig. Es ist eine Frage, die junge Frauen erfahrungsgemäß doch sehr bewegt.

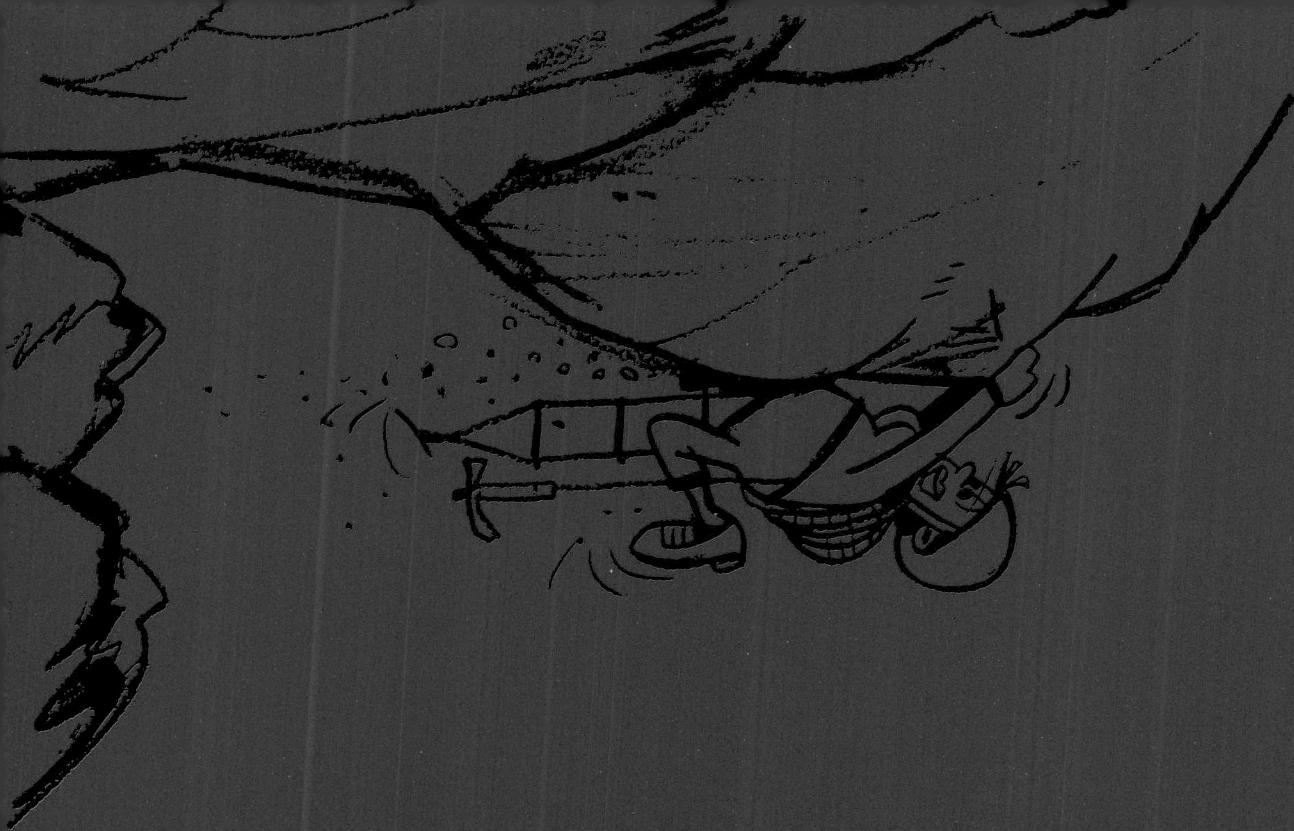

II. Schwangersein

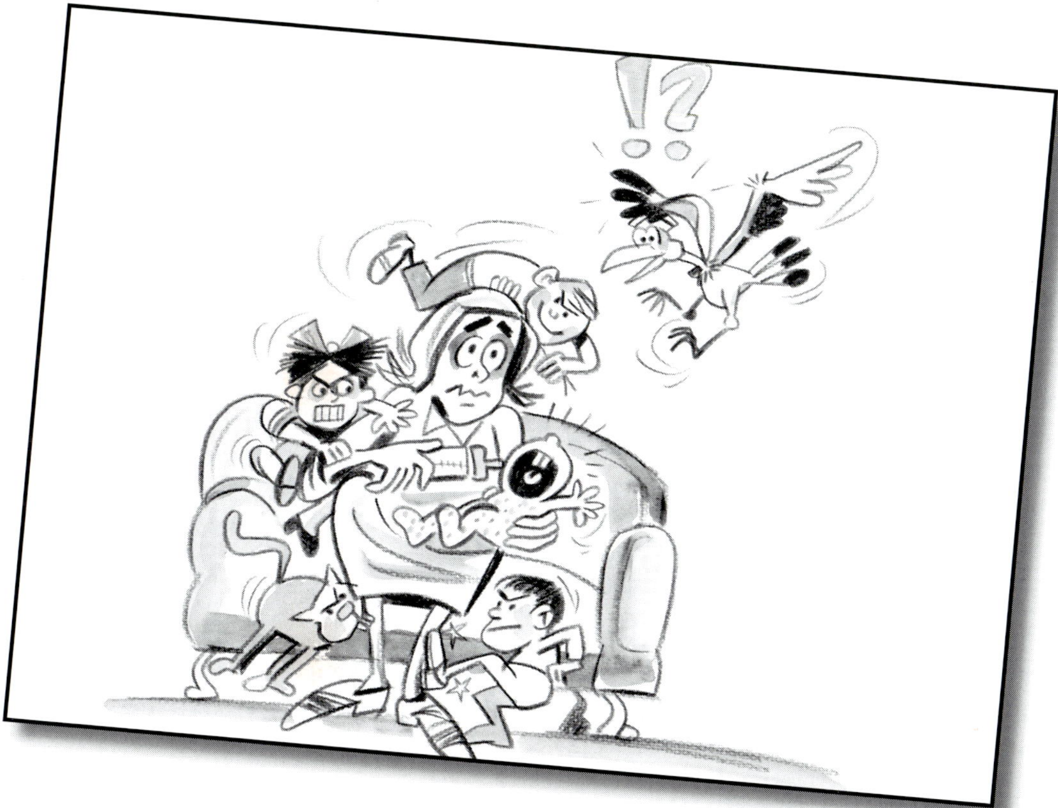

Ich bin schwanger – bin ich glücklich?

Kennen Sie das: Seit kurzem wissen Sie, dass Sie schwanger sind. Sie sind müde, morgens ist Ihnen fürchterlich übel, Ihre Wohnung ist für eine Familie mit Kind eigentlich zu klein und in letzter Zeit haben Sie sich manchmal gefragt, ob diese Partnerschaft wirklich ewig halten kann, Sie wissen noch nicht, wie es beruflich weitergehen soll ...

Kurzum viele widerstreitende Gefühle sind in Ihnen – aber Sie müssen ja glücklich sein! Denn schließlich sind Sie schwanger und die Mutterschaft stellt in den Augen vieler ja die eigentliche Erfüllung im Leben jeder Frau dar. Sie müssen sich freuen und alle weiteren eigenen Wünsche hintanstellen, außer dem Wunsch nach einem gesunden Kind, gleich ob Bub oder Mädchen. Aber vor allem müssen Sie glücklich sein. Denn das erwartet Ihre Umgebung und die Gesellschaft von Ihnen – alle wollen glückliche Schwangere.

Wie oft hatte ich schwangere Frauen bei mir sitzen, von denen ich wusste, dass sie in ihrem Leben rundherum viele Schwierigkeiten hatten. Trotzdem waren sie furchtbar bestrebt, mir zu versichern, wie sehr sie sich – vorbehaltlos – freuen über dieses Kind. Ich freue mich auch, ich freue mich tatsächlich auch heute noch über jede Schwangere, aber muss sie deswegen immer rundum glücklich sein?

Tipp

Lassen Sie Ihre Gefühle zu!

Darf nicht auch eine Schwangerschaft wie alles andere im Leben auch seine zwei Seiten haben? Und darf eine Frau das nicht auch einfach offen zugeben? Ist sie wegen dieser widerstreitenden Gefühle im Hinblick auf ihre eigene Zukunft, und die ihrer Familie gleich von vornherein eine Rabenmutter?

Es gibt oft zwei Seiten

Viele Frauen denken – und vermutlich haben sie damit recht – dass ihr Kind von Anfang an spürt, wie es ihnen geht, und daher auch vielleicht merkt, wenn sie negative Stimmung, schlechte Laune, Zweifel wegen der Schwangerschaft oder Stress haben. Und, ist das wirklich so schlimm?

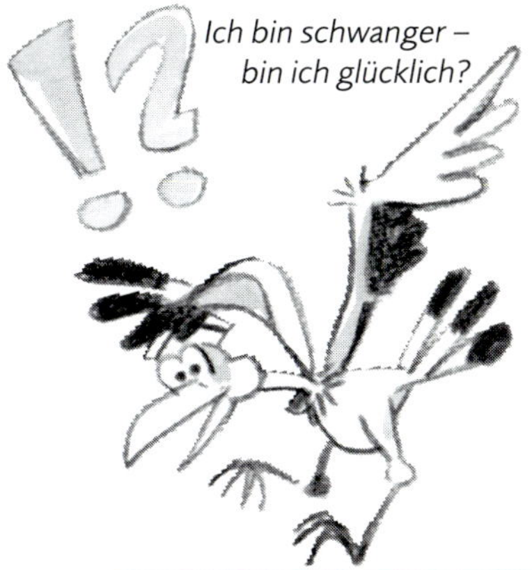

Denken Sie wirklich, dass Ihr Kind das erste sein wird, das in seinem Leben immer nur mit positiven Gefühlen zu tun hat? Denken Sie zum Beispiel, dass Ihr Kind, wenn es so richtig mitten in der Pubertät steckt immer nur positive Gefühle Ihnen gegenüber hat? Kinder bekommen wahrscheinlich wirklich von Anfang an sowohl unsere positiven Stimmungen als auch unsere Launen und Stressgefühle und negativen Stimmungen mit. Diese sind einfach unvermeidbar und Teil unseres Alltags. Wir haben nun einmal auch den Menschen gegenüber, die wir am allermeisten lieben, gelegentlich negative Gefühle. Damit können im Allgemeinen unsere Kinder sogar besser umgehen als wir.

Also denken Sie sich bitte auch einmal, dass Sie es schrecklich finden, wenn Ihnen schlecht ist – oder dass Sie gerne nächstes Jahr noch diese lang ersehnte Australienreise gemacht hätten, anstatt ein Kind zu bekommen. Deswegen haben Sie doch Ihr Kind nicht weniger lieb!

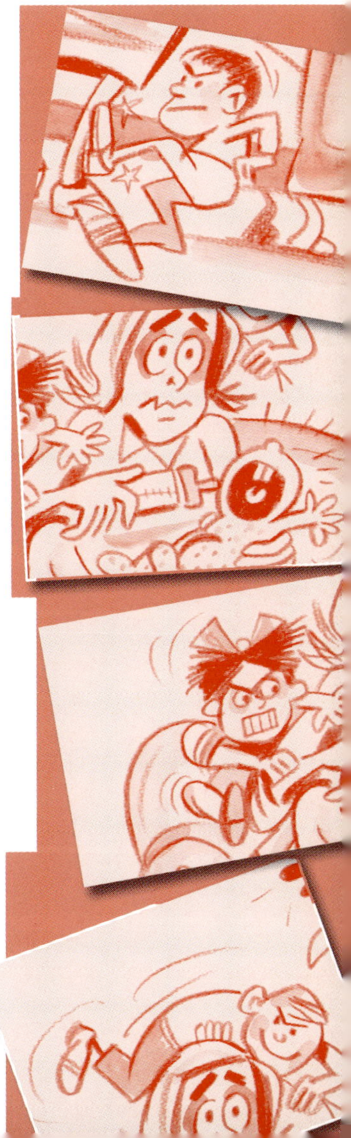

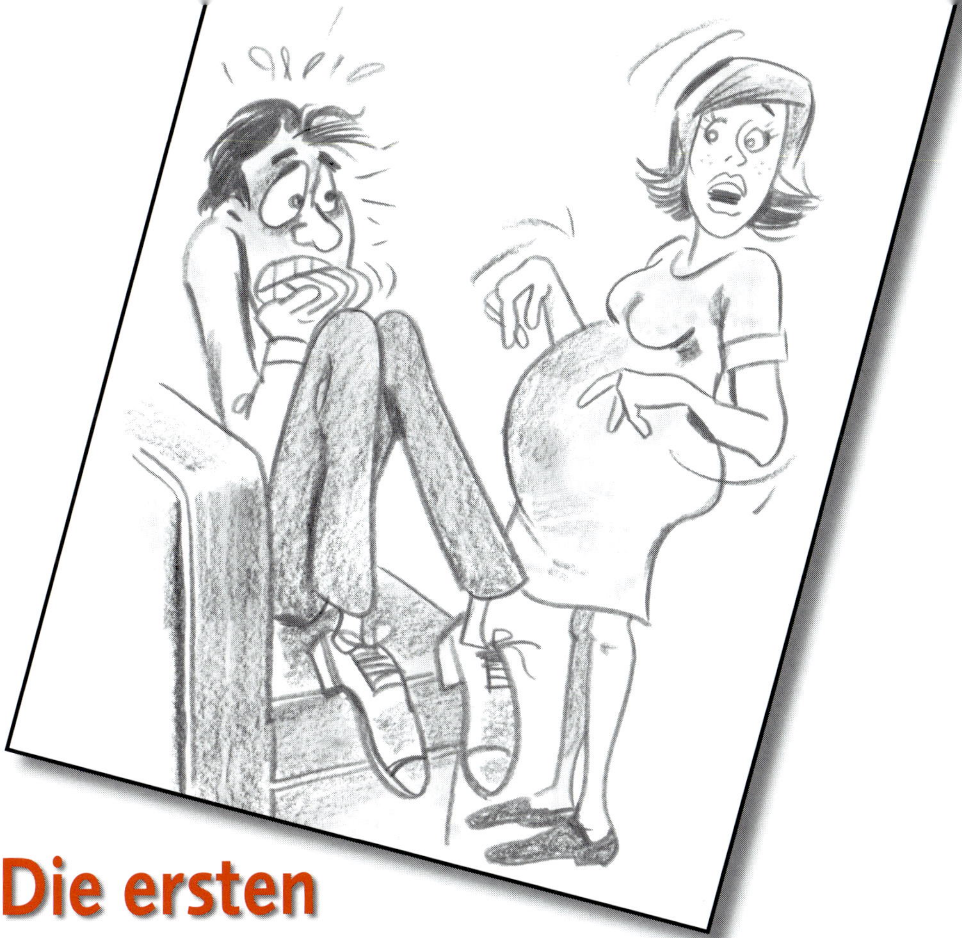

Die ersten zwölf Wochen

Sie vermuten zuerst, dass Sie schwanger sein könnten, Sie erfahren schließlich, dass es tatsächlich so ist und in Ihnen sind viele Gefühle: Sie freuen sich, Sie fühlen sich unsicher, Sie wissen nicht, was auf Sie zukommt, Sie versuchen sich über alles zu informieren und erhalten tausend Ratschläge – und es beginnen auch die ersten Veränderungen und Ängste.

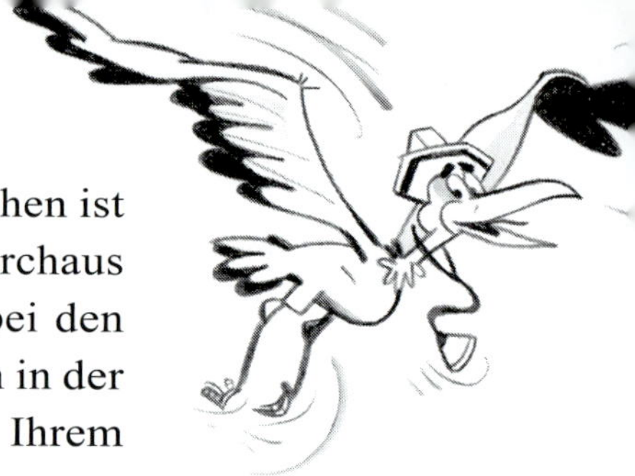

Ganz besonders typisch für die ersten zwölf Wochen ist meist eine extreme Müdigkeit. Es kann Ihnen durchaus passieren, dass Sie mehrere Tage hintereinander bei den Nachrichten um halb acht einschlafen und trotzdem in der Früh schwer aufstehen. Es sei Ihnen – aber auch Ihrem Partner – zur Beruhigung gesagt, das dies nicht die ganze Schwangerschaft so bleibt. Viel mehr ist es einer der vielen Beweise, dass Ihnen Ihr Körper sagt, was er braucht. Offenbar sind die ersten Wochen für den Organismus so anstrengend, dass er den Großteil Ihrer Energie für die Schwangerschaft abzieht.

Müde, müde, müde

Augen zu und durch

Die „launische" Schwangere ...

Eine weitere mögliche Veränderung vor allem in den ersten Wochen können durchaus auch verstärkte Stimmungsschwankungen sein. Das kann sich ganz harmlos darin äußern, dass Sie auch bei harmlosen Seifenopern gleich zu weinen beginnen, manchmal führt es aber leider auch zu häufigerem Streit zwischen den Partnern, weil Ihnen in der Zeit niemand etwas recht machen kann. Denken Sie daran: Das ist völlig normal und es geht,– wenn es nur durch die anfänglich ungewohnte hormonelle Umstellung bedingt ist – bald wieder vorbei. Allerdings sind Veränderungen der Stimmung auch durchaus ohne Hormonveränderungen verständlich, da die Schwangerschaft ja für viele eine sehr große Umstellung bedeutet, auch wenn man sich auf das Kind sehr freut. Dass man da manchmal anders reagiert, ist total normal – das gilt allerdings auch für die Männer!

Klischee oder Wahrheit?

Ich habe eine Freundin, die schon als wir in der achten Klasse waren, das erste Kind bekommen hat – dem folgten noch drei weitere. Schon zu Beginn der ersten Schwangerschaft war diese Freundin mehr als zwei Jahre mit ihrem späteren Mann zusammen. Sie verstanden sich blendend und auch das Kind war nicht wirklich ungeplant. Plötzlich aber war meine Freundin völlig anders – so launisch und anstrengend, wie es sprichwörtlich „im Buche steht".

Ihr Mann war in der ersten Schwangerschaft recht verzweifelt ob dieser unerwarteten Veränderung, konnte aber mit großer Freude feststellen, dass das bei seiner Frau ziemlich genau nach den ersten zwölf Wochen wieder vorbei war. Diese Beide haben es in den weiteren drei Schwangerschaften geschafft, jeweils die ersten zwölf Wochen einfach möglichst glimpflich ohne gröbere Diskussionen vorbeigehen zu lassen. Sie konnte nichts gegen die Stimmungsschwankungen tun – und er hat diese Veränderung Gott sei Dank nur als das gesehen, was sie eben war – eine vorübergehende Veränderung in der Frühschwangerschaft, in der er möglichst still die Tage gezählt hat, bis die zwölfte Woche vorbei war.

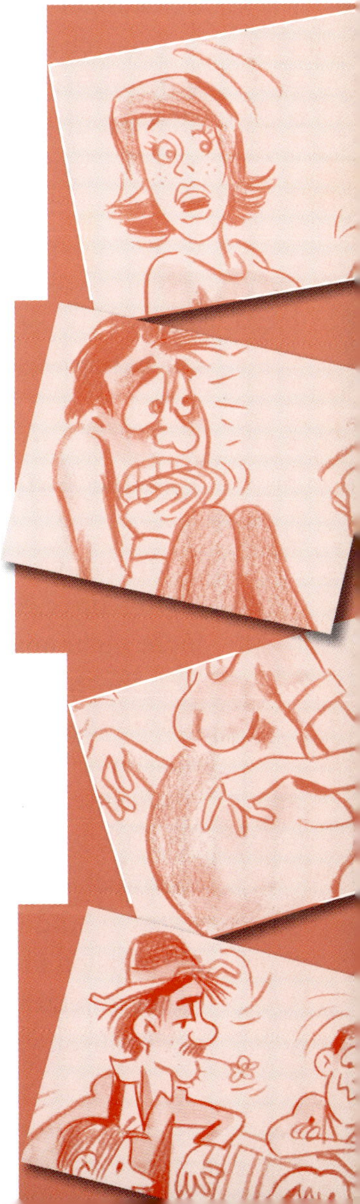

Fehlgeburt

Ein weiteres Thema, das vor allem in den ersten zwölf Wochen Bedeutung hat, ist die Möglichkeit einer Fehlgeburt. Zu diesem Thema sage ich gerne

„Die ersten zwölf Wochen gehören nicht uns."

Was will ich damit sagen? Fehlgeburten kommen durchaus gar nicht so selten vor – das wissen Sie vermutlich, auch ohne dass ich es hier schreibe. Was Sie aber vielleicht nicht wissen ist, wie wenig Einfluss wir darauf

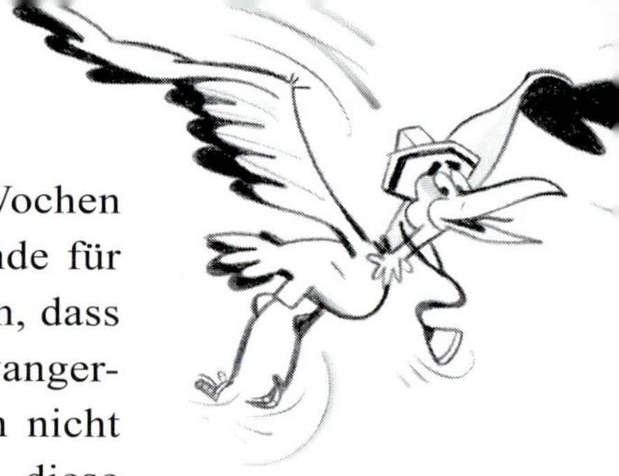

haben, ob eine Schwangerschaft in den ersten Wochen gut geht oder nicht. Wir kennen die wahren Gründe für Fehlgeburten gar nicht sehr genau – man nimmt an, dass es sich dabei in den allermeisten Fällen um Schwangerschaften handelt, bei denen etwas von Anfang an nicht in Ordnung ist und der Körper daher beschließt, diese Schwangerschaft zu beenden.

Fehlgeburten passieren leider

Was ich aber nach achtzehn Jahren im Umgang mit schwangeren Frauen mit großer Sicherheit weiß ist, was alles **nicht** der Grund für eine Fehlgeburt ist: Nämlich Ihr eigenes Verhalten. Sie verlieren kein Kind, weil Sie laufen, oder eines Ihrer Kinder tragen, auch nicht weil Sie fliegen oder sich über Ihren Chef ärgern. Wenn Sie in den ersten zwölf Wochen ein Kind verlieren, dann deshalb, weil es dieser Schwangerschaft so bestimmt war – darauf haben Sie kaum einen Einfluss – und ich leider auch nicht.

Es gibt keine Garantien

Leben Sie normal weiter

Ich versichere Ihnen: Selbst wenn Sie sich vom ersten Tag Ihrer Schwangerschaft an niederlegen, überhaupt nicht mehr anstrengen, nicht aufregen und so weiter, können Sie nicht ausschließen, eine Fehlgeburt zu haben. Eine Fehlgeburt ist eben nicht von diesen äußeren Einflüssen abhängig.

Warum ist es mir so besonders wichtig, dies zu betonen? Es ist schlimm genug, ein Kind zu verlieren. Es ist aber noch einmal so schlimm, zu glauben, dass man daran selbst schuld ist. Und davon sind meiner Erfahrung nach die meisten Frauen, die eine Fehlgeburt haben, überzeugt. Nicht zuletzt tragen die vielen unsinnigen Verbote, die in der Frühschwangerschaft von allen Seiten auf sie niedergehen, dazu bei: „Du hättest halt doch nicht das und das tun sollen ...“.

Ich versichere Ihnen jedoch: Ihr Verhalten hat damit einfach gar nichts zu tun!

Warum auch Ärzte dennoch immer wieder verschiedene unsinnige Verbote aussprechen, liegt daran, dass es für uns heute oft einfacher ist, etwas zu verbieten, als sich dem möglichen Risiko einer Kritik auszusetzen. Mit all diesen Verboten wäre ich als Ärztin nämlich auf jeden Fall auf der „sicheren Seite“, sollten Sie – Gott behüte – tatsächlich eine Fehlgeburt haben. Im Nachhinein wüsste nämlich auf jeden Fall jemand aus Freundes- und Verwandtenkreis, was Sie alles nicht hätten tun sollen, um die Fehlgeburt zu verhindern. Durch die Verbote aber hätte ich mich als Ärztin gegen den Vorwurf abgesichert, Ihnen irgendetwas nicht gesagt zu haben.

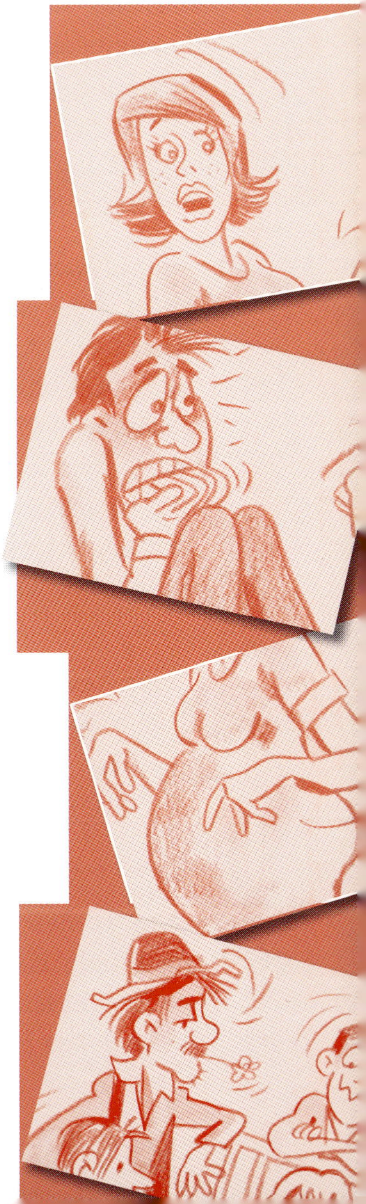

Schwangerschaft ist keine Krankheit!

Sag ich Ihnen aber „Leben Sie doch bitte ganz normal weiter und tun Sie alles nach Ihrem Gefühl“ (und das rate ich Ihnen ganz unbedingt), kann es mir natürlich im traurigen Fall einer Fehlgeburt passieren, dass irgendjemand in Ihrer Umgebung sagt: „Hat dir denn deine Ärztin nicht gesagt, du sollst das und das nicht machen?“. Und es könnte auch durchaus sein, dass Sie in Ihrem Kummer glauben, der Grund der Fehlgeburt liege tatsächlich daran, dass Sie zum Beispiel Ihren Einkaufskorb die Stiege hinaufgetragen haben.

So ist es aber nun einmal nicht. Wenn Sie sich tatsächlich in der Frühschwangerschaft zu sehr anstrengen, passiert es vielleicht, dass Sie ein Ziehen im Unterbauch verspüren oder sogar einmal eine leichte Blutung bekommen. Natürlich sollen Sie in so einem Fall einen Arzt kontaktieren, damit dieser mittels einer Ultraschalluntersuchung gleich feststellen kann, ob alles in Ordnung ist. Wenn diese Blutung nur von einer Überanstrengung kommt, dann wird sie sich durch kurzfristige körperliche Schonung Ihrerseits auch wieder beruhigen und es wird Ihrem Kind nichts passieren. Wenn die Blutung davon kommt, dass mit der Schwangerschaft irgendetwas grundsätzlich nicht in Ordnung ist, dann wird sich auch durch Medikamente und Bettruhe eine Fehlgeburt nicht aufhalten lassen.

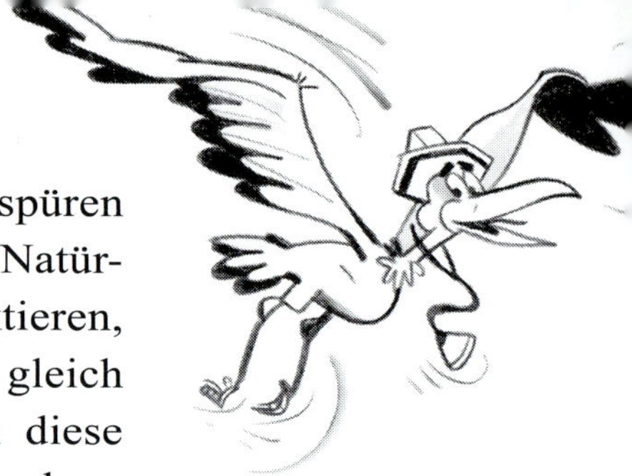

Hören Sie auf sich!

Aus meiner Praxis: Eine meiner schwangeren Frauen unternahm in der siebten Schwangerschaftswoche eine Reise nach Australien. (Allerdings wussten wir beide zu dem Zeitpunkt noch nicht, dass sie schwanger ist). Während ihres Urlaubs besuchte sie auch noch einen Tauchkurs. (Wovon selbst ich bei Wissen um die Schwangerschaft abgeraten hätte.) Nach ihrem Urlaub stellten wir ihre Schwangerschaft fest. Sowohl die restliche Schwangerschaft als auch die Geburt verliefen völlig komplikationslos und das kleine Mädchen ist völlig gesund.

Das Beispiel zeigt, dass es selbst in Extremfällen nicht zu einer Fehlgeburt kommen muss. Hier also noch einmal mein Rat:

Hören Sie von Anfang der
Schwangerschaft an auf Ihr eigenes Gefühl.

Sie werden selbst sehr gut merken, was Ihrem Körper zuzumuten ist und was nicht. Und wenn es Ihrem Körper zu viel ist, wird er Sie rechtzeitig warnen, ohne dass gleich etwas passieren muss.

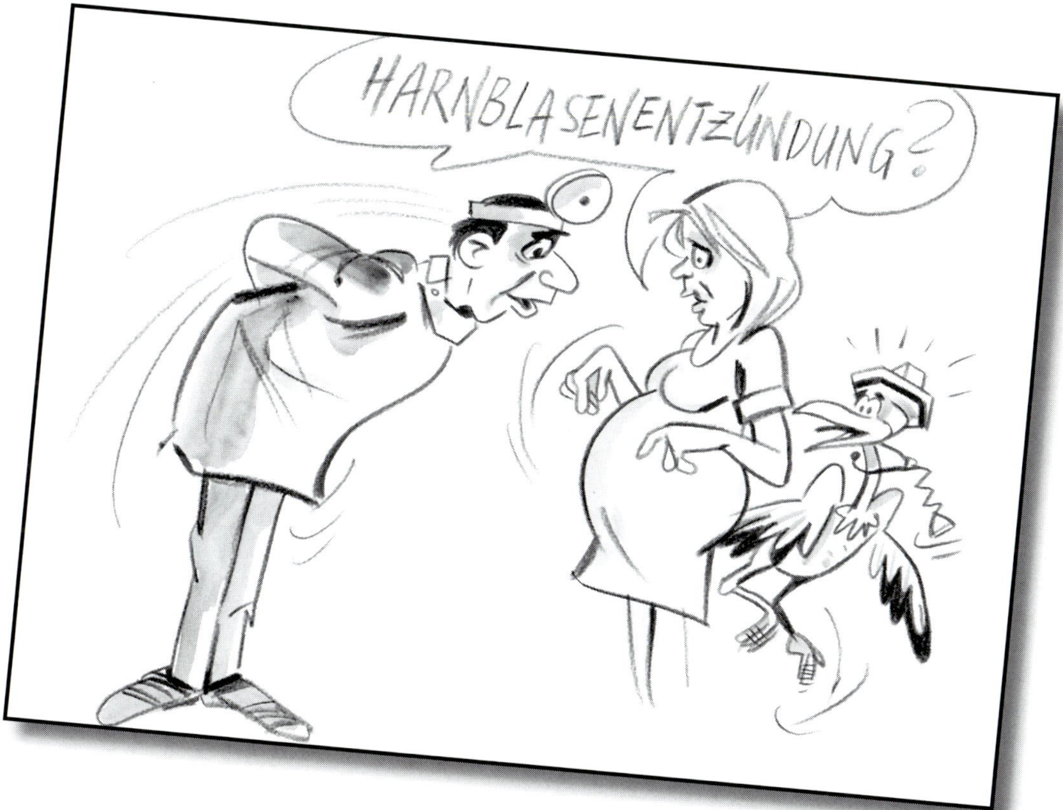

Der Arzt meines Vertrauens ...

Fragen zu diesem Thema sind ganz besonders wichtig – aber für mich als Ärztin gar nicht so leicht zu beantworten. Es wird vermutlich immer sehr schwierig für Sie sein, zu beurteilen, ob eine Ärztin oder ein Arzt fachlich wirklich kompetent ist. Auch hier wird es genauso sinnvoll sein, sich auf das eigene Gefühl zu verlassen. Wichtig ist – bekomme ich Antworten auf meine Fragen?

Fühle ich mich ernst genommen und verstanden?

Unter meinen Kolleginnen und Kollegen herrscht häufig die Meinung – die ich absolut teile – dass sich Arzt und Patient (in dem Fall die werdende Mutter) „finden". Das heißt, es kann nicht ein Arzt oder eine Ärztin für alle die oder der richtige sein – man muss einfach zusammenpassen. Ich rate Ihnen also vor allem zu dem Mut, die Ärztin oder den Arzt zu wechseln, wenn Sie das Gefühl haben, dass Sie nicht zueinander passen. Das bedeutet noch lange nicht, dass das eine schlechte Ärztin oder ein schlechter Arzt sein muss – aber in der Schwangerschaft geht es um so viele sensible Bereiche, dass dieses Zueinanderpassen und das gegenseitige Vertrauen besonders wichtig sind.

Partner Arzt oder Ärztin

Es kann auch von besonderem Vorteil sein, schon während der Schwangerschaft Kontakt zu einer Hebamme aufzunehmen. Gerade die Hebammen haben auf sehr viele Fragen zu Schwangerschaft und Geburt sehr gute und beruhigende Antworten. Das kann Ihnen helfen Ihr Vertrauen in sich selbst und in Ihre Fähigkeiten zu stärken.

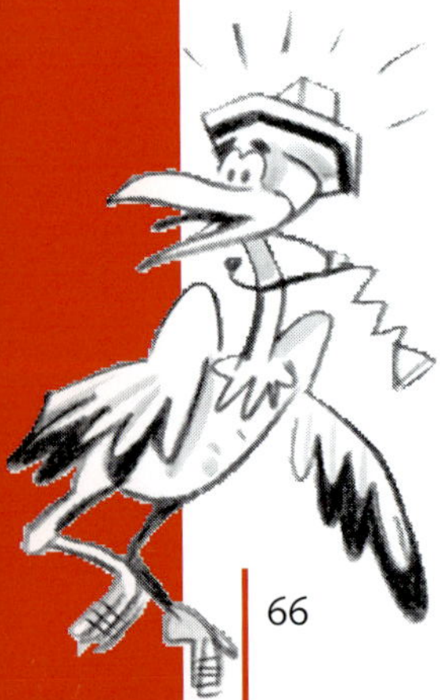

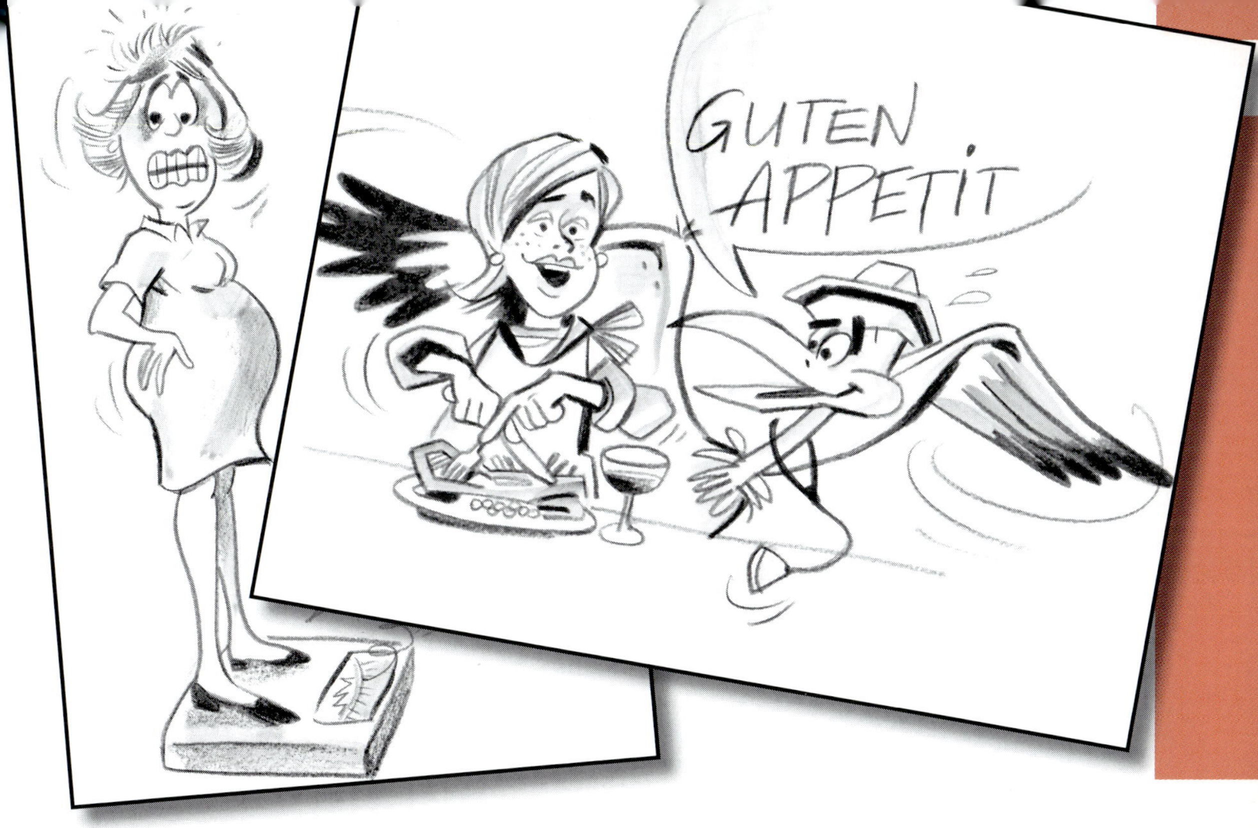

Ernährung und Gewicht in der Schwangerschaft

Essiggurkerl mit Zuckerwatte ...

Wenn ich so im Laufe der Jahre alle „G'schichterln" gesammelt hätte, was man angeblich während der Schwangerschaft alles nicht essen soll, könnte ich meinen schwangeren Frauen heute nur mehr guten Gewissens empfehlen, gesund zu verhungern. Es gehört scheinbar schon zur Routine, möglichst von Beginn der Schwangerschaft an alles vom Speiseplan zu streichen, was man gerne isst: Ein Medium Steak, Salami, Sushi, Eier, Lachs und vieles mehr. Ich stelle jedenfalls fest, dass ich mit einer immer länger werdenden Liste konfrontiert werde. Wer sie begonnen hat, weiß wahrscheinlich niemand mehr, und auch nicht, wer sie ständig verlängert – ich frage mich hauptsächlich, wozu das gut sein soll.

Was der Körper braucht

Was Ihnen durchaus passieren kann, ist, dass Ihnen manche Sachen besonders gut und manche Sachen, die Sie sonst sehr gerne hatten, gar nicht mehr schmecken. Dabei handelt es sich zwar nur höchst selten um die berühmten Essiggurkerl, viel mehr ist es wahrscheinlich auch hier so, dass der Körper versucht Ihnen zu sagen, was er braucht. (Sollten Sie dabei allerdings zum Beispiel verstehen, dass Ihr Körper drei Tafeln Schokolade pro Tag braucht, dann gibt es offensichtlich gewisse Kommunikations-Schwierigkeiten zwischen Ihnen!)

Was darf ich?

Essen Sie bitte einfach weiter, was Ihnen schmeckt und achten Sie dabei nur darauf, worauf Sie eigentlich auch sonst achten sollten: Ausgeglichen, gesund und nicht zu viel.

Es macht absolut keinen Sinn plötzlich Unmengen an Obst zu essen nur weil wir davon immer hören wie gesund es ist – umgekehrt ist es absolut erlaubt, einmal ein Schlückchen Bier oder Wein zu trinken, wenn Ihnen danach ist – Sie sollen halt nicht zu viel davon trinken, aber das sollten Sie sonst eigentlich auch nicht!

Tipp

Einige teilen meine Meinung nicht und vertreten hier eine wesentlich strengere Auffassung.

Bei den ersten drei Auflagen erhielt ich vereinzelte Leserbriefe mit Vorwürfen, wie ich ein „Schlückchen Wein oder Bier" vertreten und „so eine gefährliche Meinung in einem Buch an Schwangere verbreiten" könnte. Ich persönlich kann aber nach der 4. Auflage immer noch berichten, dass ich bei „meinen" Schwangeren nie ein Problem damit erlebt habe. Auch in dieser Frage sehe ich, dass jede Frau selbst gut weiß, wie sie damit umzugehen hat. (Ausgenommen davon sind natürlich Frauen mit einem echten Alkoholproblem und jene, die meine Aussage absichtlich missverstehen wollen, aber von denen sprechen wir hier nicht. Ganz selbstverständlich gehe ich davon aus, dass man meine Aussage oben nicht dahin gehend umdeuten kann, dass ich regelmäßigen Alkoholkonsum in der Schwangerschaft befürworte.) Ich kann außerdem auch heute noch nicht verstehen, warum von schwangeren Frauen verlangt wird, auf eine Tiramisu-Nachspeise zu verzichten, wenn sie sich nicht vorher erkundigen, ob die Biskotten vielleicht in eine Cafe-Cognac Mischung getaucht wurden.

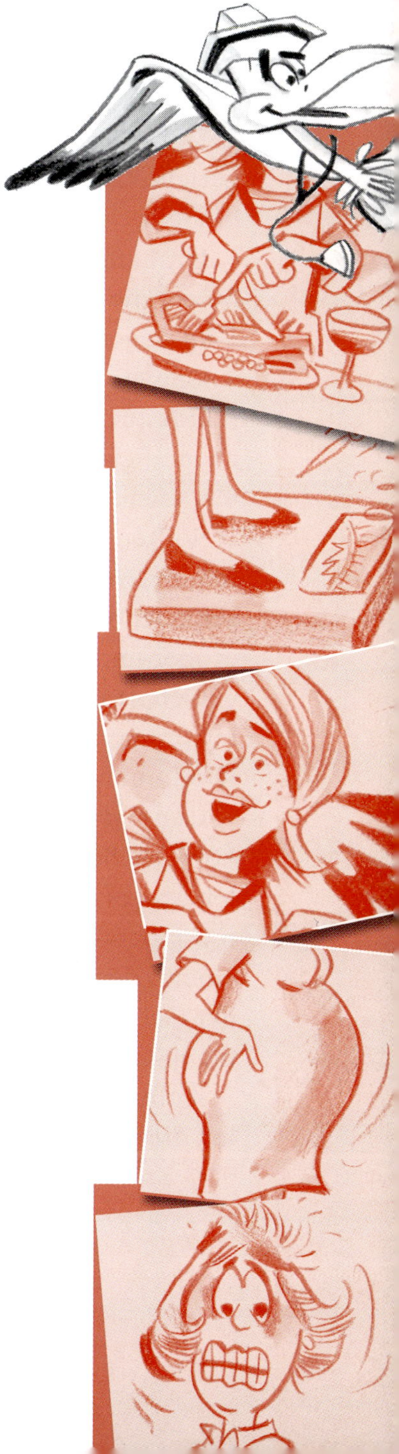

Die Gewichtszunahme

Wie viel sollten Sie während der Schwangerschaft an Gewicht zunehmen? Dazu gibt es bestimmt schon mehr als ausreichend Literatur – und mindestens genauso viele Ratschläge aus der Umgebung aller schwangeren Frauen. Ich möchte mich daher zu diesem Thema auf ein paar Anmerkungen beschränken.

Sie müssen nicht für zwei essen!

Auch dann nicht, wenn Ihr Ausgangsgewicht sehr niedrig ist. Fairerweise hat es unser Körper so eingerichtet, dass sich Ihr Kind von Ihnen nimmt, was es braucht.

Ich hatte – natürlich primär übergewichtige – Patientinnen, die während einer gesamten Schwangerschaft nur 1 kg zugenommen haben und deren Kind bei der Geburt 4 kg wog. Sollten Sie also zu Beginn der Schwangerschaft zuviel Gewicht haben, dürfen Sie durchaus versuchen, dieses Gewicht so lange wie möglich stabil zu halten, wenn Sie sich dabei ausgewogen ernähren.

Das Kind nimmt sich, was es braucht

Sollten Sie zu den besonders schlanken Frauen gehören, müssen sie nicht eine bestimmte Bauchgröße vorweisen oder besonders viel essen. Das Kind wird davon nicht größer und Sie selbst haben höchstens nach der Schwangerschaft ein Problem Ihre vorher gute Figur wieder zu bekommen. Auch bei den schlanken Frauen gilt – das Kind nimmt sich was es braucht.

Ganz grundsätzlich ist die Geburt auch eine durchaus körperliche Anstrengung und Sie müssen sich nur vorstellen was es für einen Unterschied macht, ob Sie einen Berg mit einem 20 kg schweren Rucksack besteigen oder mit einem, der nur 10 kg wiegt – Sie werden es sich also bei der Geburt selbst danken, wenn sich Ihre Gewichtszunahme in Grenzen gehalten hat.

Äußerst schwierig ist es natürlich auch bei diesem Thema die Umgebung zufrieden zu stellen.

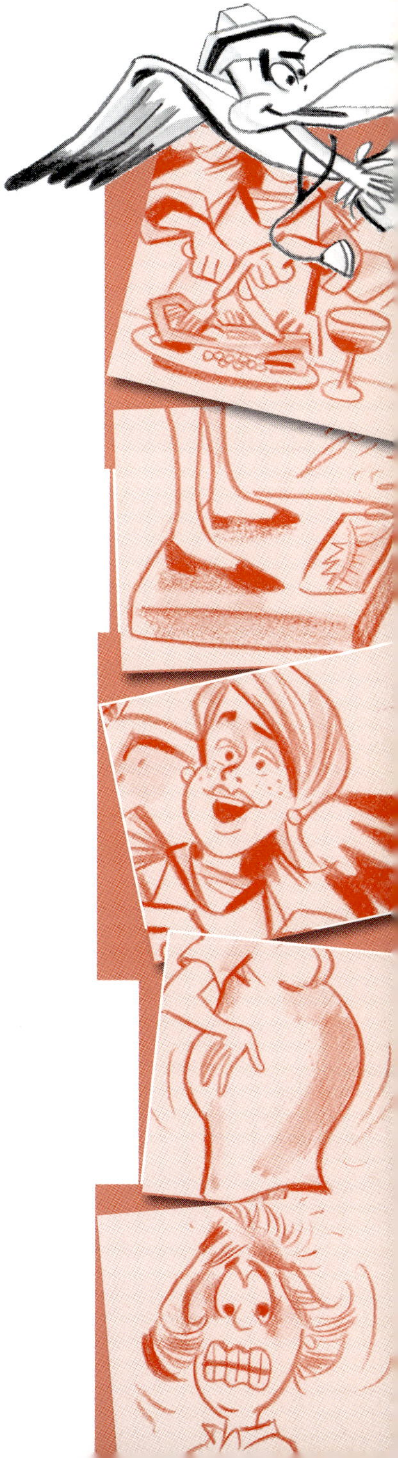

Obwohl ich inzwischen wirklich schon viele schwangere Frauen betreut habe, begegnen mir nur ganz selten welche, deren Umgebung mit ihrer Bauchgröße einverstanden ist. Mir scheint oft, es gibt einfach nur zu große oder zu kleine Bäuche. Die ewige wiederkehrende Frage an Hochschwangere, ob der Arzt nicht doch vielleicht Zwillinge übersehen hat, schleift einen wirklich äußerst langen Bart, die andere Hälfte der Frauen wird unablässig vorwurfsvoll gefragt, warum man denn an ihrem Bauch noch nicht besser erkennen könne, dass sie schwanger sei.

Versuchen Sie, diese angeblich nett gemeinten Anmerkungen zu überhören. In Wirklichkeit schaut einfach jeder Bauch anders aus (Gott sei Dank!) und die scheinbare Bauchgröße hängt natürlich auch sehr davon ab, wie groß sie zum Beispiel selbst sind oder ob Ihr Bauch mehr nach vorne wächst oder sich mehr rund verteilt.

Kann ich Schwangerschaftsstreifen verhindern?

Schwangerschaftsstreifen haben mit verschidenen Faktoren zu tun, v.a. aber mit der Art des Gewebes (wofür niemand etwas kann) und mit der Gewichtszunahme - wofür man leider schon selber etwas kann. Ich habe Frauen erlebt, die Zwillinge bekamen und keinen einzigen Schwangerschaftsstreifen hatten und andere, die bei einem 2500g schweren Kind am ganzen Bauch Streifen bekamen. Die Frage ob man mit Cremen schmieren soll, kann man daher nur mit einem „nützt's nix – schad's nix" beantworten.

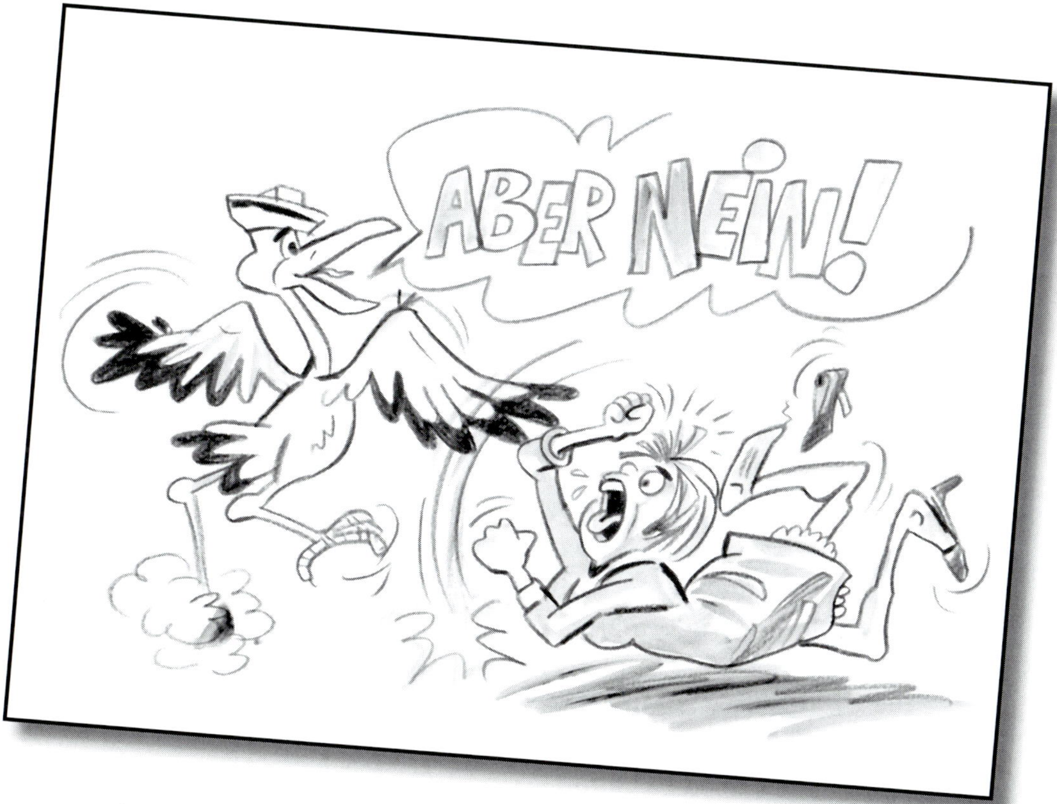

Vitamine, Medikamente und was man angeblich sonst alles braucht

Nimmst du Vitamine?

Meiner Meinung nach werden schwangeren Frauen viel zu viele Medikamente verschrieben. Kaum ist eine Frau schwanger, bekommt sie Eisen, Vitamine, Magnesium, Folsäure – und wahrscheinlich noch so manches mehr.

Das meiste davon ist nicht notwendig, sondern nur in der Tatsache begründet, dass alle es nehmen. Es ist sinnvoll, hier abzuwägen, was Sie persönlich wirklich brauchen. Als Ärztin habe ich jedoch die Erfahrung gemacht, dass es wesentlich mehr Zeit kostet, zu erklären, warum man etwas nicht verschreibt, als es einfach zu verschreiben.

Was brauchen Sie wirklich?

Eisen: Ob Sie das brauchen entscheidet sich an Ihrem Blutbefund, fragen Sie bei Ihrem Arzt nach, ob es wirklich nötig ist.

Vitamine: Auch wenn der Bedarf in der Schwangerschaft erhöht ist, heißt das noch lange nicht, dass Sie Vitamine in Form von Tabletten zuführen müssen. Gehen Sie heute durch einen Supermarkt und versuchen Sie in der Lebensmittelabteilung zehn Produkte zu finden, in denen keine Vitamine erhalten sind – Sie werde es nicht leicht haben. Insgesamt denke ich, dass in unseren Breitengraden der Vitaminbedarf durchaus mit der Nahrung abgedeckt werden kann.

Alle bekommen etwas verschrieben ...

Folsäure: Folsäuremangel kann zu Neuralrohrdefekten führen – also zu Missbildungen im Bereich der Wirbelsäule des Kindes. Tatsache ist allerdings, dass diese Anlage zu einer Zeit ausgebildet wird, in der die meisten von Ihnen noch gar nicht gemerkt haben, dass Sie schwanger sind. Das heißt, dass das zusätzliche Zuführen von Folsäure nur dann einen Sinn hat, wenn Sie die Folsäure regelmäßig einnehmen *bevor* Sie schwanger werden. Abgesehen davon ist Ihre Chance einen Folsäuremangel zu haben Gott sei Dank sehr gering, da Folsäure nämlich zum Beispiel in Spinat, Salat, Weizenkeimen, Eigelb, Milchprodukten, Kartoffeln, Reis, Orangen, Trauben, Kirschen, Erdbeeren, Hülsenfrüchten und in Fleisch enthalten ist. Es kann allerdings beim Kochen zerstört werden.

Magnesium: Hilft gegen Wadenkrämpfe, die allerdings meist erst in der Spätschwangerschaft auftreten. Ich verschreibe es manchmal am Beginn der Schwangerschaft, da es gegen die in der Frühschwangerschaft relativ häufig auftretende Verstopfung hilft. (Dies ist aber nicht der eigentliche Sinn eines Magnesiumpräparats).

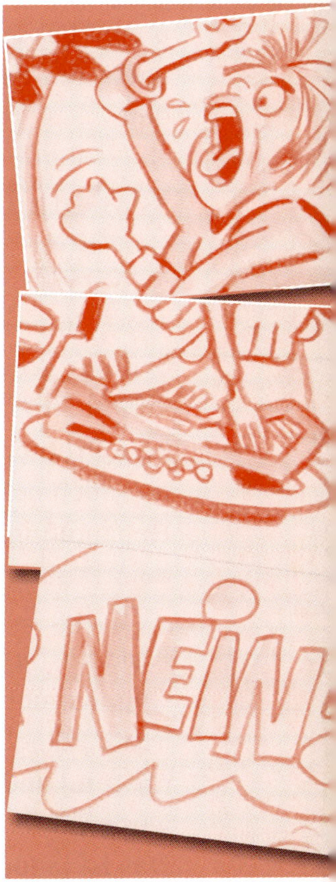

Unlängst war eine meiner schwangeren Frauen bei mir in der Ordination. Wir unterhielten uns über dieses und jenes und ich merkte schließlich, dass sie offenbar noch irgendetwas auf dem Herzen hatte, was sie sich nicht wirklich zu sagen traute. Auf weiteres Nachfragen gestand sie mir dann „Wissen Sie, ich mag Sie ja, und fast meine ganze Familie ist bei Ihnen in der Ordination und wir haben durchaus Vertrauen zu Ihnen – aber alle meine Freundinnen bekommen von Ihren Ärzten so viel verschrieben wenn sie schwanger sind – nur ich bekomme nie etwas von Ihnen".

Sie sehen also – auch hier wieder ist man als Arzt auf der „sichereren" Seite wenn man sich an das hält, was eben heute üblich ist oder was die anderen tun. Sonst läuft man womöglich Gefahr, in den Ruf zu kommen, sich um seine Schwangeren nicht richtig zu kümmern.

Vorsicht bei Medikamenten!

Wenn Sie während der Schwangerschaft erkranken, ist es ganz prinzipiell immer besonders wichtig, Ihren Arzt zu kontaktieren bevor Sie Medikamente nehmen. Es gibt durchaus viele Medikamente, die auch während der Schwangerschaft genommen werden dürfen, in

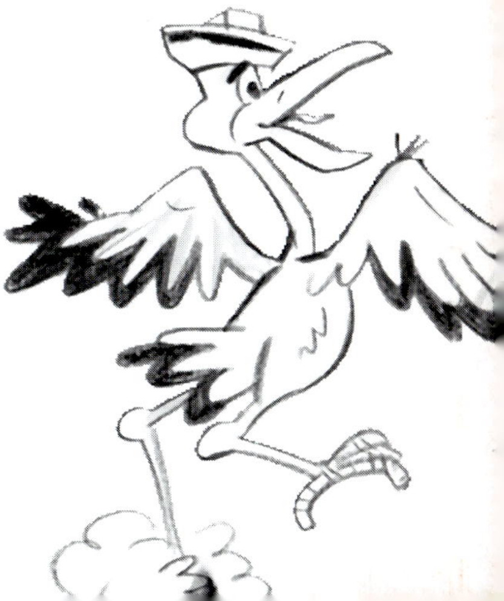

manchen Fällen wie zum Beispiel bestimmten Entzündungen kann es sogar sehr wichtig sein, dass Sie Medikamente bekommen. Fragen Sie aber bitte unbedingt vorher nach, um danach unnötige Verunsicherungen zu vermeiden.

Was tun bei Zahnweh oder Schmerzen?

Fragen Sie Ihren Arzt

Wenn während der Schwangerschaft eine Zahnsanierung nötig ist, so kann und soll dies auch unbedingt geschehen. Die ersten zwölf Wochen sind dafür vielleicht nicht so besonders geeignet, danach ist es aber kein Problem – vor allem dürfen und sollen Sie wenn nötig, auch schmerzstillende Spritzen bekommen wenn die Behandlung das erfordert. Das ist für das Baby überhaupt kein Problem.

Einige Schwangere bekommen das Sprichwort „Jedes Kind kostet einen Zahn“ zu hören. Sie brauchen sich deswegen nicht zu ängstigen! Es ist ein altes Sprichwort, das heute keine Gültigkeit mehr hat. In Zeiten schlechter Ernährung und Hygiene ist es durchaus keine Seltenheit gewesen, dass werdenden Müttern ein Zahn ausgefallen ist. Das ist jedoch auf Mangelerscheinungen zurückzuführen, die mit der Ernährung heute ausgeschlossen werden können.

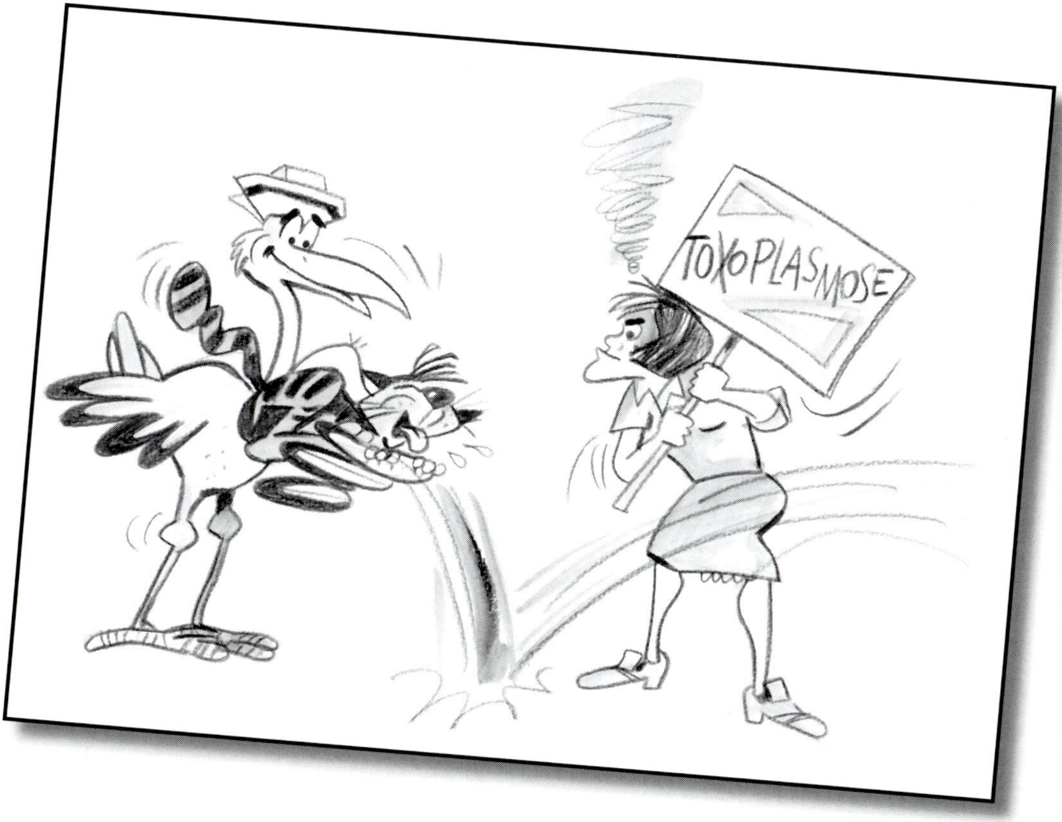

Toxoplasmose

Immer wieder wird die Furcht vor Toxoplasmose unter Schwangeren verbreitet.

Plötzlich werden nicht nur arme Katzen, die sich seit beinahe Jahrzehnten in der Familie befinden, entweder verbannt oder plötzlich kaum mehr beachtet oder berührt. Auch sämtliche Fleischprodukte, in letzter Zeit zunehmend auch Fisch, sind völlig aus dem Bereich des Erlaubten gestrichen. Und warum? Weil Sie sich mit Toxoplasmose infizieren könnten.

Und was ist das eigentlich?

Unter Toxoplasmose versteht man eine parasitäre Erkrankung, die vor allem durch den Kot von an Toxoplasmose erkrankten Katzen auf den Menschen übertragen werden kann.

Nur wenn sich eine Frau während einer Schwangerschaft zum ersten Mal mit Toxoplasmose infiziert, dann kann die Infektion auf das Kind übergehen und es schädigen.

Besteht Gefahr?

Das heißt, es gibt für Sie nur zwei Möglichkeiten:

Tipp

- Entweder haben Sie schon einmal Toxoplasmose gehabt – dann kann Ihnen nichts passieren, gleichgültig, was Sie essen, weil eine neuerliche Infektion für Ihr Kind nicht gefährlich ist.
- Die zweite – wesentlich häufigere – Möglichkeit ist, dass Sie es, obwohl Sie seit zwanzig, dreißig oder mehr Jahren noch nie darauf geachtet haben, was Sie bezüglich Toxoplasmose essen, trotzdem noch nie „geschafft" haben, sich zu infizieren. Vielleicht können Sie sich daraus jetzt errechnen, wie wahrscheinlich es ist, dass Sie sich ausgerechnet in diesen neun Monaten mit Toxoplasmose infizieren.

Nicht, dass ich das Thema Toxoplasmose nicht für sehr wichtig halte! Es gibt da nur ein großes Missverständnis: Die Toxoplasmose-Untersuchung wurde nicht deswegen in den Mutter-Kind-Pass aufgenommen, weil diese Infektion so wahnsinnig häufig ist, sondern weil man – falls es wirklich zu einer Infektion kommt – diese, wenn sie rechtzeitig entdeckt wird, sehr gut therapieren kann.

In vielen Ländern Europas ist die Untersuchung der Toxoplasmose bereits wieder aus dem Mutter-Kind-Pass genommen worden – aus Kostengründen. Das klingt sehr hart und ist es irgendwie auch. Aber Tatsache ist, dass diese Länder für sich beschlossen haben, dass es so wenige Frauen gibt, die während der Schwangerschaft an Toxoplasmose erkranken, dass der finanzielle Aufwand, alle Schwangeren darauf zu untersuchen, zu hoch ist.

In den 18 Jahren, die ich jetzt meine eigene Praxis habe, hatte ich insgesamt drei schwangere Frauen mit einer Toxoplasmoseinfektion (und ich betreue ziemlich viele schwangere Frauen) – alle drei haben gesunde Kinder!

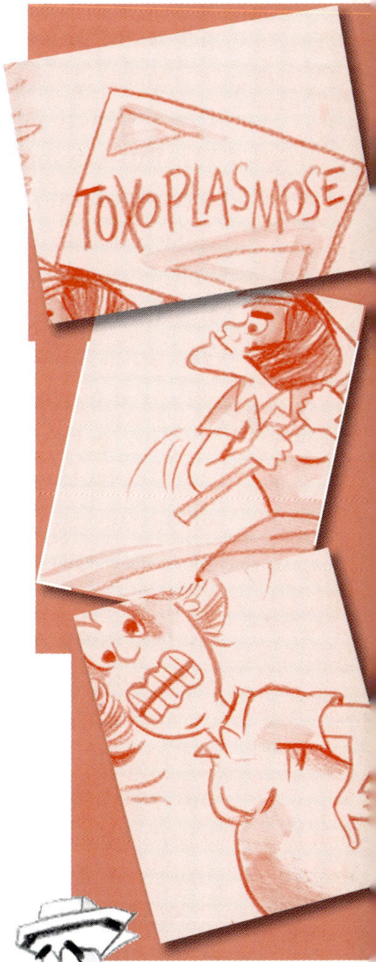

Sie müssen sich während der Schwangerschaft nicht unbedingt ein krankes Katzerl vom Bauernhof holen, und wenn Ihre eigene Katze sichtlich krank ist, dann kann der Partner mit ihr zum Tierarzt fahren und sich um das Katzenkisterl kümmern.

Sushi

Dem Thema Sushi hatte ich in den ersten drei Auflagen immer nur einen einzigen Satz gewidmet, nämlich, dass Sie es sich weiter schmecken lassen sollen, weil es einfach nichts mit Toxoplasmose zu tun hat.

Doch die Frage danach zählt zu den am häufigsten gestellten und erst vor Kurzem berichtete mir eine schwangere Freundin, welche Vorwürfe aus ihrer Umgebung sie sich anhören muss, weil sie „immer noch Sushi isst“. Deshalb möchte ich diesmal ein bisschen näher darauf einge-

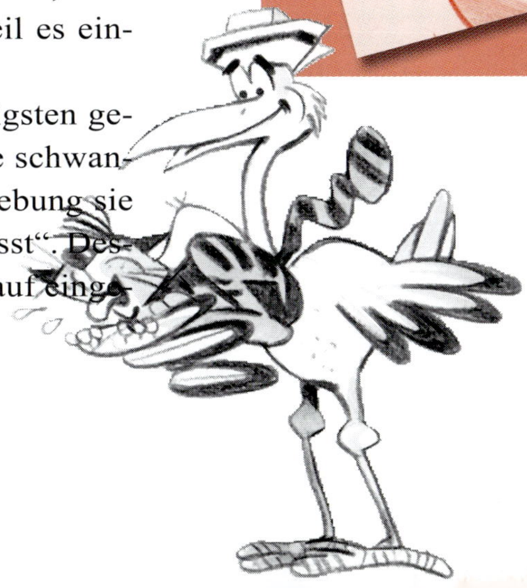

hen – und zwar mit einer kleinen Geschichte, die ich bisher nicht gewagt hatte, drucken zu lassen:

Bevor ich das fertige Manuskript für die erste Auflage dieses Buchs an den Verlag übergeben wollte, telefonierte ich mit einer befreundeten Tierärztin. Ich erzählte, dass ich drauf und dran wäre, das Manuskript abzuschicken, dass ich aber davor von ihr noch einmal hören wollte (wie schon oft zuvor), dass Sushi nichts mit Toxoplasmose zu tun hätte. Ihre Antwort: „Natürlich hat Sushi etwas mit Toxoplasmose zu tun!" Ich war schockiert, hatte sie mir zuvor doch immer versichert, dass da keinerlei Zusammenhang bestünde. Darauf angesprochen sagte sie – in der für Tierärzte verständlicherweise etwas derberen Ausdrucksweise (die Sie in dem Fall bitte entschuldigen mögen): „Wenn du zum Running Sushi gehst und eine an Toxoplasmose erkrankte Katze sch… dir direkt auf deinen Teller, dann hat Sushi schon etwas mit Toxoplasmose zu tun. Sonst allerdings nicht."

Viel anschaulicher kann man es wohl kaum mehr beschreiben – daher also mein unbedingter Rat: Auch wenn alle in Ihrer Umgebung die Augen verdrehen und es wie so oft besser wissen – essen Sie weiter Sushi! und lassen Sie es sich gut schmecken.

Sushi ist nicht gefährlich!

Sie können ja gerne dabei darauf achten, ob neben Ihrem Teller im Restaurant zufällig eine kranke Katze sitzt. Sushi ist ausgesprochen gesund und gerade im Hinblick auf eine gesunde und ausgewogene Ernährung und eine nicht allzu große Gewichtszunahme in der Schwangerschaft eine sehr gute Nahrungskomponente. Ich freue mich immer wieder, welch große Freude ich mit dieser Information auslösen kann, erzählte mir doch eine Schwangere erst unlängst (als sie mit dem 4. Kind schwanger war!), dass sie in den ersten drei Schwangerschaften immer schweren

Herzens auf Sushi verzichtet hätte, ihr Mann es aber dann dafür immer als besonderes Highlight als erste Mahlzeit nach der Geburt extra ins Spital gebracht hätte. Sie haben diesmal die Geburt ebenso gefeiert, aber zum Glück auch vorher schon in der Schwangerschaft ihr Lieblingsessen nicht verbannt. Und das vierte Kind ist so süß und so gesund, dass es ganz sichtlich nicht geschadet hat!

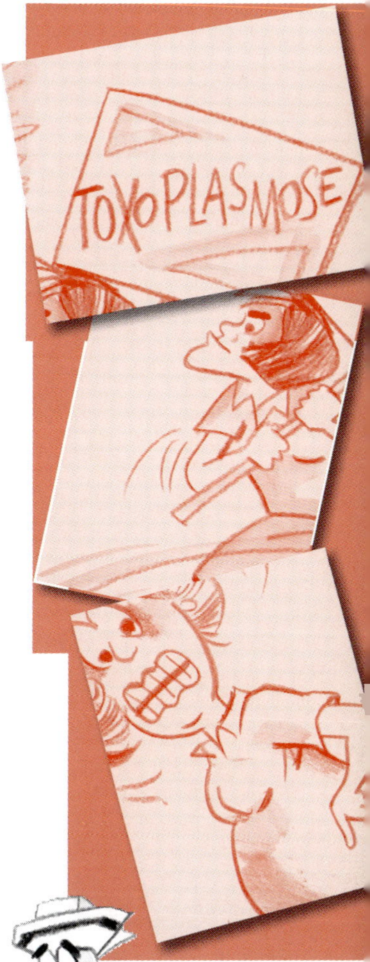

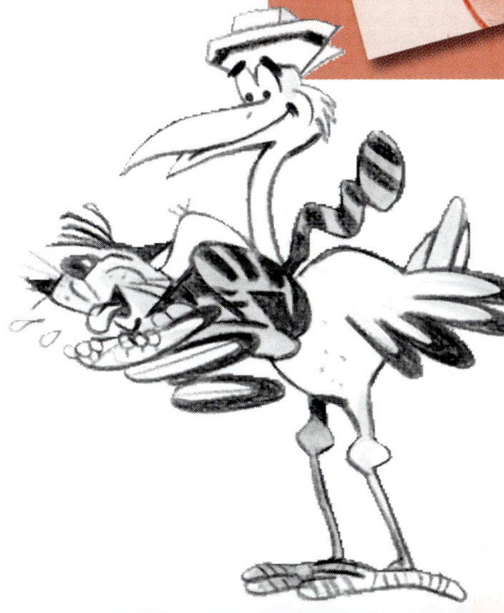

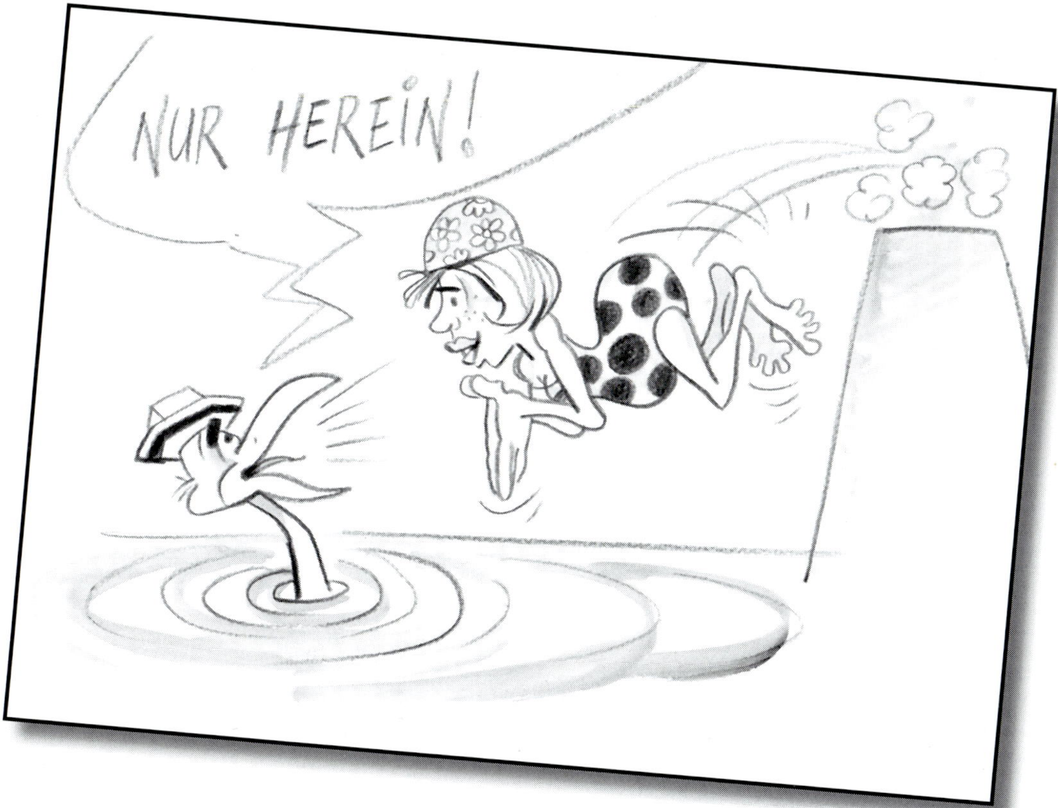

Schwangerschaft und Sport

Das Thema SPORT scheint sich für Verbote ganz besonders zu eignen. In kaum einem anderen Bereich finde ich noch mehr Bedenken bei schwangeren Frauen. Interessanterweise liegt diese Frage auch den werdenden Vätern besonders am Herzen, die mich immer wieder besorgt fragen, ob ich ihren Frauen nicht diese oder jene sportliche Aktivität verbieten könnte.

„Sport schadet dem Kind“, „Durch den Sport können Sie das Kind verlieren“

Vielleicht kommen diese vielen Bedenken daher, dass Schwangere besonders in den ersten zehn bis zwölf Wochen oft sehr müde sind und sich daher auch nicht fähig fühlen, ihre sportlichen Aktivitäten so fortzusetzen, wie sie es gewohnt waren. Aber da sind wir schon genau beim springenden Punkt:

Sie selbst spüren am allerbesten, wann Sie was machen können!

Wenn Sie in der ersten Zeit sehr müde sind, dann braucht Ihr Körper vielleicht gerade in dieser Zeit mehr Energie für etwas anderes, wenn Sie sich aber wieder fit fühlen, können Sie auch wieder mehr Sport betreiben. Das heißt, Sie dürfen einfach versuchen, was geht und welche Bewegung Ihnen gut tut.

Die Bewegung an sich – mit Maß durchgeführt, und dieses Maß dürfen Sie eben ruhig selbst bestimmen – ist sicher kein Problem. Wenn Sie sich zu sehr anstrengen, wird es vermutlich zu ziehenden Schmerzen im Unterbauch kommen, die Ihnen rechtzeitig sagen, dass es für den Moment genug ist und Sie eine Ruhepause einlegen müssen.

Tipp

Kennen Sie eine Schwangere, die Fallschirm springt?

Natürlich gibt es Sportarten, die absolut ungünstig sind, wie zum Beispiel Bungeejumping oder Fallschirmspringen. Ich glaube aber kaum, dass Sie ausgerechnet auf die Idee kämen diesen Sport zu betreiben, wenn Sie schwanger sind. Sie sehen wieder, die Grenzen dürfen Sie ruhig selber ziehen. Und wenn Sie sich an das in einem früheren Kapitel erwähnte Beispiel der schwangeren Frau erinnern, die einen Tauchkurs in Australien gemacht hat, dann sehen Sie, wie erstaunlich weit diese Grenzen gehen können, ohne dass etwas passiert.

Auch beim Thema Sport sollten Sie wieder einmal bedenken, dass es für uns Ärzte gar nicht so leicht ist, zu sagen, was alles erlaubt ist – denn wir können wesentlich schlechter beurteilen als Sie, wann es zu viel ist. Diesen Zeitpunkt zu definieren, ist in der Theorie viel schwerer als wenn Sie selbst Ihrem Gefühl vertrauen. Vermutlich ist es deshalb so, dass so viele Ärzte Sport in der Schwangerschaft eher verbieten.

Es sei auch hier ganz ausdrücklich noch einmal erwähnt, dass Sport keine Fehlgeburt auslöst!

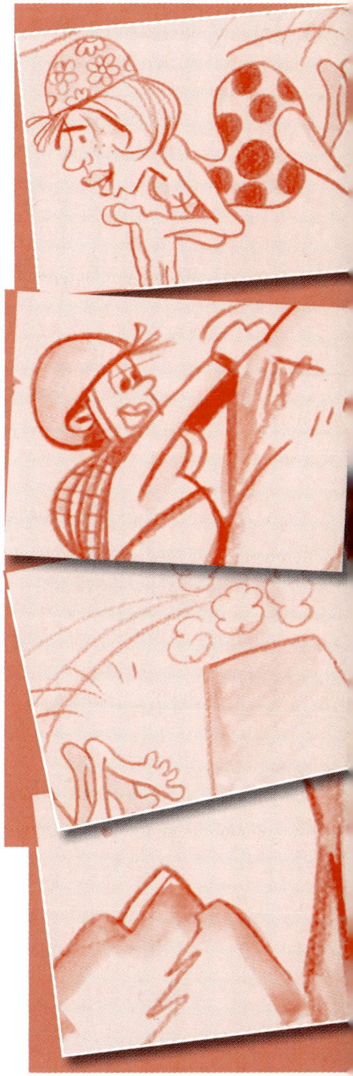

Im Folgenden möchte ich auf einige der gängigeren Sportarten noch etwas näher eingehen. Allgemein jedoch möchte ich Ihnen noch einmal raten, einfach auf Ihr Gefühl zu hören. Meine langjährige Erfahrung in der Ordination hat immer wieder bestätigt, dass Schwangere meist selbst sehr genau wissen, was gut für sie ist.

Fitnessstudio & Co

Hier geht es um das Thema Kondition und Muskelaufbau, also um Sportarten wie Laufen, Krafttraining und Ähnliches. Natürlich ist es bei jeder Sportart – allerdings auch außerhalb einer Schwangerschaft – die Frage auf welchem Niveau Sie einsteigen. Es macht selbstverständlich einen großen Unterschied, ob Sie in einer Sport-

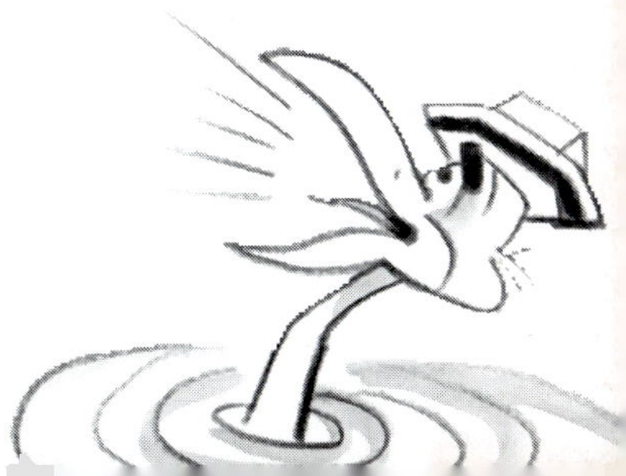

art schon trainiert sind oder erst Anfänger. Daher kann ich auch hier wieder nur zu demselben Schluss kommen: Sie selbst bestimmen die Grenzen. Bedenken Sie dabei aber auch die großen Vorteile, die Sport bietet – schließlich und endlich ist auch die Geburt eine durchaus körperliche Anstrengung, bei der der Verlust jeglicher Kondition, die man in den Jahren davor mühsam erworben hat, sicher nicht von Vorteil ist.

Aus der Praxis: Ich selbst bin kein besonders sportlicher Mensch. Vor einiger Zeit raffte ich mich gemeinsam mit einer Freundin jedoch auf, einmal wöchentlich ins Fitnesscenter zu gehen. Kurz darauf wurde sie schwanger und fragte, was sie jetzt machen soll. Ich riet ihr vorerst abzuwarten und zu schauen wie es ihr geht. Wir gingen also brav weiter turnen. Ein paar Monate später beobachtete ich sie auf dem Stepper fleißig auf und ab treten. Ich dachte, dass jetzt vielleicht doch bald der Zeitpunkt gekommen sei, mit diesen Übungen aufzuhören, weil es vielleicht zu anstrengend sein könnte. Deshalb nahm ich mir vor, mit ihr zu reden. Zu meiner Überraschung kam meine Freundin jedoch am Ende der Stunde selbst zu mir und meinte „Du, ich glaub, für mich ist es jetzt dann genug". (Leider war auch ich seither nicht mehr im Fitnesscenter).

Reiten

Es gibt keine Allgemeinregel

Auch beim Reiten gilt – wie überall: Hören Sie auf Ihr Gefühl!

Wenn Sie eine unsichere Anfängerin sind und sich davor fürchten, herunterzufallen, dann werden Sie von sich aus ohnehin nicht unbedingt während der Schwangerschaft gerade diesen Sport besonders forcieren.

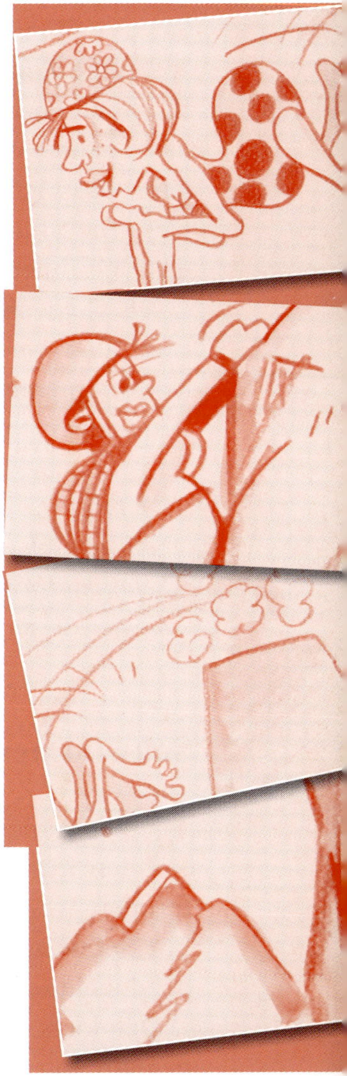

Wenn Sie jedoch Ihr Pferd gut kennen, an gemütliche Ausritte gewöhnt sind und sich auf Ihrem Pferd wohl fühlen, steht diesem Sport nichts entgegen. Auch galoppieren ist erlaubt. In einer intakten Schwangerschaft ist das Kind so gut verankert, dass es diese Bewegung gut aushält (vielleicht sogar besonders genießt, aber das wissen wir natürlich nicht!). Natürlich können Stürze vom Pferd gefährlich sein – aber das gilt genauso außerhalb der Schwangerschaft, hat also nicht unmittelbar damit zu tun.

Aus meiner Praxis: Eine meiner Patientinnen ist Springreiterin. Als sie schwanger wurde, fragte sie mich, wie lange sie noch weiter Turniere reiten dürfe, besonders weil in zwei Monaten noch ein ganz wichtiges Turnier anstand. Ich versprach darüber nachdenken und ihr beim nächsten Besuch in meiner Ordination Bescheid zu geben. Bis dahin sollte sie ganz normal weitermachen. Ich rechnete mir aus, in welche Schwangerschaftswoche das letzte Turnier fallen würde und fand, dass die Schwangerschaft da doch schon sehr weit fortgeschritten wäre. Bevor ich dieses Thema bei ihrem nächsten Besuch jedoch anschneiden konnte, teilte sie von selbst mit: „Also das letzte Turnier, das reit ich nicht mehr, das ist mir dann doch schon zu viel."

Sie sehen also: Es gibt keine allgemein gültige Regel: Was der einen viel zuviel sein kann, kann bei einer anderen normale Bewegung sein. Ihr Gefühl führt Sie sicher auf den richtigen Weg.

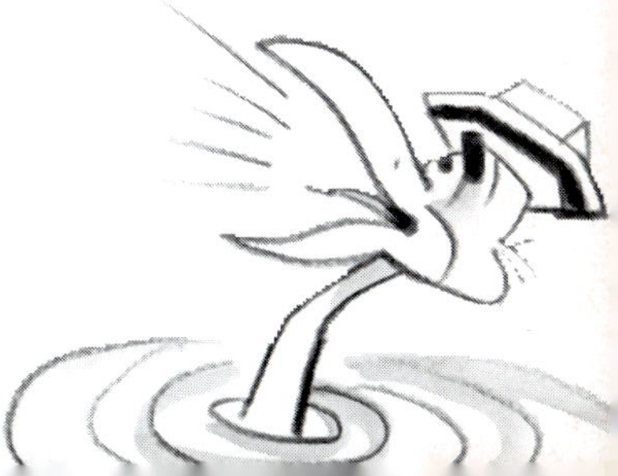

Schifahren

Lange Zeit habe ich meinen Patientinnen das Schifahren „verboten“ bis ich mir selbst eingestanden habe, dass meine diesbezügliche Angst eigentlich nur daher kam, dass ich selbst eine sehr lausige Schifahrerin bin. Dass Sie Stürze vermeiden sollen, wissen Sie auch ohne dass ich Ihnen das sage.

Als Schwangere werden Sie automatisch vorsichtiger sein, aber weder die Bewegung an sich noch die Höhe haben irgendwelche negativen Auswirkungen auf die Schwangerschaft.

Wichtig ist, wie bei allen Sportarten vor allem Ihre richtige Selbsteinschätzung. Wenn Sie eine ungeübte oder unsichere Schifahrerin sind, hören Sie auf Ihre innere Stimme und vermeiden Sie zu riskante Abfahrten!

Tipp

Tipp

Schwimmen

Schwimmen ist eine der besten Bewegungsformen für den Körper, da sowohl Muskeln als auch Kondition trainiert werden und die Gelenke nicht belastet werden. Für Schwangere ist diese Sportart also eigentlich besonders geeignet.

Dennoch werden die armen Schwimmbäder ganz allgemein von uns Gynäkologen ständig als die Schuldigen für alle Infektionen herangezogen – und das ist natürlich maßlos übertrieben.

Lauert die Infektion im Wasser?

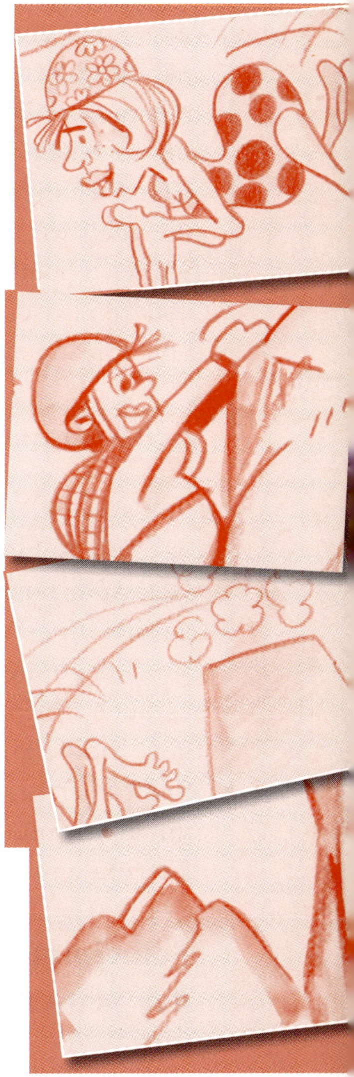

Natürlich ist das Badewasser eine gewisse Infektionsquelle, das heißt aber deswegen noch lange nicht, dass Sie nicht schwimmen gehen dürfen. Grundsätzlich ist es so, dass die Scheide einen natürlichen Schutzmechanismus gegen Infektionen von außen hat – und dieser Schutz kann durch verschiedene Faktoren herabgesetzt sein.

So ist es auch in einem geringen Maß bei schwangeren Frauen. Sie können eventuell durch die hormonellen Veränderungen etwas mehr zu Entzündungen der Scheide neigen. Wenn es beim Schwimmen tatsächlich zu Infektionen kommt, handelt es sich dabei sehr häufig um Pilzinfektionen, die allerdings auch bei äußerst vielen schwangeren Frauen vorkommen, die nie schwimmen gehen. Sowohl die Pilzinfektionen als auch die Medikamente, die man dagegen nehmen kann und muss, halte ich für völlig unbedenklich.

Ich bin mir durchaus bewusst, dass ich mit meiner Meinung im Widerstreit mit anderen Autoren stehe. Aus meiner langjährigen Erfahrung kann ich Ihnen jedoch Folgendes berichten: Seit zwölf Jahren schicke ich alle meine schwangeren Frauen zu einem Routine Screening für Infektionen. Seit mindestens zehn Jahren jedoch behandle ich Pilzinfektionen überhaupt erst dann, wenn die betreffende Frau auch tatsächlich einen Juckreiz hat. Die Frühgeburtenrate in meiner Ordination ist aber außerordentlich gering. Die Pilzinfektionen – die wiederum äußerst häufig vorkommen – kann ich also wirklich nicht als gefährlich ansehen.

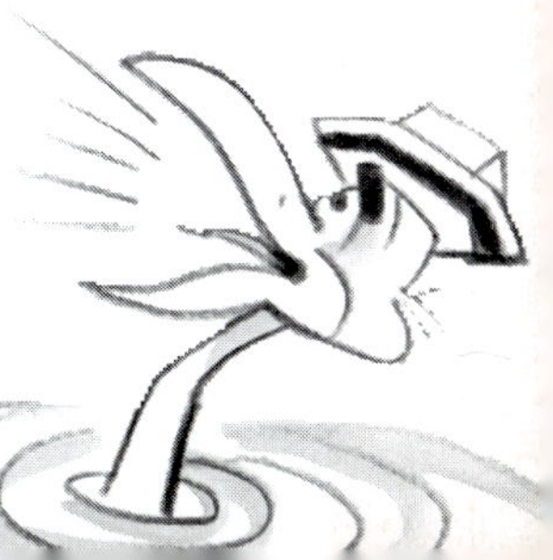

Es gibt allerdings andere Keime, von denen man immer noch annehmen muss, dass sie eventuell für Frühgeburten verantwortlich sind. Sie müssen also für sich persönlich die Vorteile des Schwimmens mit den möglichen Nachteilen abwägen. Meiner Erfahrung nach löst sich auch diese Frage meist ganz leicht auf, denn Frauen, die auch sonst sehr häufig Scheidenentzündungen haben, wollen ohnedies meist gar nicht schwimmen gehen, die anderen lassen sich Gott sei Dank nicht grundsätzlich davon abbringen.

Tipp

Schwimmen mit Tampon?

Was meiner Meinung nach wirklich gar nichts bringt, ist zum Schwimmen irgendeinen Tampon einzuführen. Ist es ein normaler Tampon, dann wird er das eventuell keimhältige Wasser sehr gut darin aufsaugen und es besonders gut in der Scheide konservieren. Umgekehrt wird es auch einem wasserabweisenden Tampon nicht gelingen, die Scheide wasserdicht zu verschließen. Eventuell fließt aber keimhältiges Wasser entlang der Schleimhaut um den Tampon herum und wäre somit genau dort, wo es Entzündungen am besten auslösen kann.

Schwimmen ist auch in den letzten Wochen der Schwangerschaft erlaubt!

Spaß haben beim Schwimmen

Immer wieder bitten mich Frauen in den letzten Wochen, zu prüfen, ob ihr Muttermund noch so weit zu sei, dass sie noch schwimmen gehen dürften. Um da Missverständnisse auszuräumen: Der Muttermund ist nie wasserdicht verschlossen, weder zu Beginn noch am Ende der Schwangerschaft. Das heißt, die Frage des Schwimmens bleibt immer gleich zu beantworten – bis die Fruchtblase gesprungen ist. Wenn das dann der Fall ist werden Sie sich vermutlich nicht mehr mit der Frage beschäftigen, ob Sie jetzt ins Schwimmbad fahren oder nicht.

Bei dieser Gelegenheit möchte ich auch darauf hinweisen, dass ja viele Frauen heute sogar in der Badewanne entbinden, das Wasser macht also ganz grundsätzlich auch bei gesprungener Fruchtblase nichts!

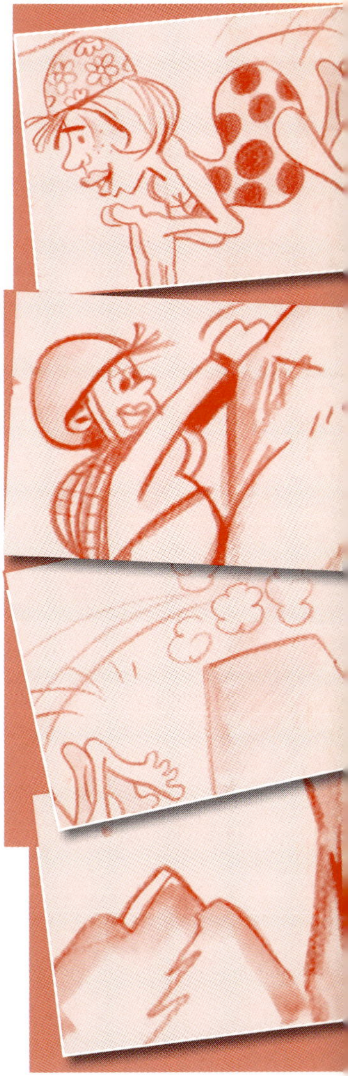

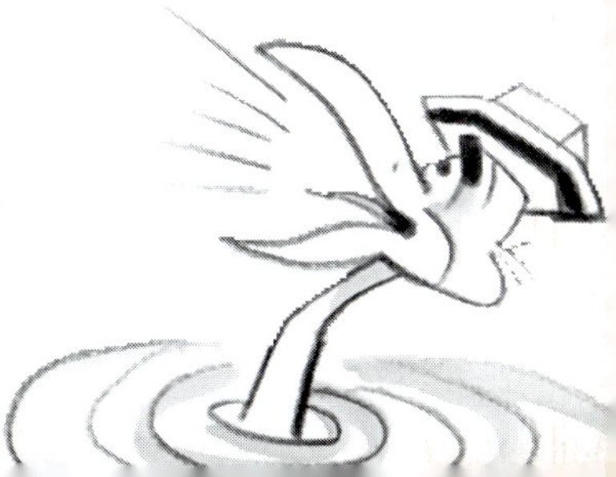

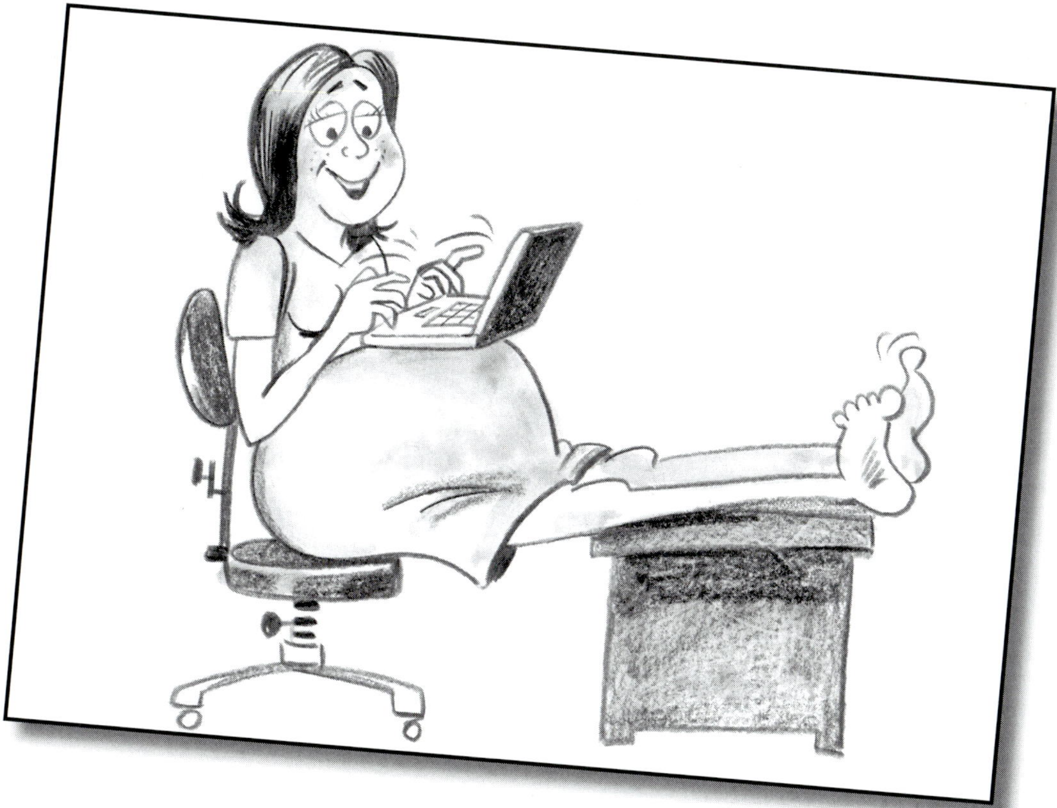

Beruf und Schwangerschaft

Etwas heikel in unserer Gesellschaft ist das Thema Berufstätigkeit in der Schwangerschaft. Grundsätzlich bin ich mir absolut bewusst, was für ein Glück es bedeutet, einen so schönen Beruf zu haben, wie ich ihn habe und dass dieses Glück leider bei weitem nicht jede Frau mit mir teilt. Dazu, dass manche also an sich schon Probleme haben, wie schlechte Arbeitsbedingungen, schwierige Situationen mit den Vorgesetzten oder Ähnliches, kommt zu Beginn der Schwangerschaft auch noch oft Übelkeit und vor allem die schon mehrmals erwähnte starke Müdigkeit dazu. Das macht es natürlich vor allem am Anfang der Schwangerschaft besonders schwer.

Die lieben Kollegen ...

Leider gewinne ich außerdem häufig den Eindruck, dass schwangere Frauen von ihrem Arbeitsumfeld von Anfang an wie Aussätzige behandelt werden. Die Nachricht, dass ein Frau schwanger ist, löst meist einen netten gemeinsamen Kaffeetratsch aus, aber oft auch im Anschluss daran ein nicht mehr Ernstnehmen einer Person, die eine halbe Stunde vorher auch keine andere war. „Die wird eh nur dauernd fehlen", „das kann sie sicher nicht mehr machen" und vieles mehr.

Schwangerschaft ist keine Krankheit

„Lassen Sie sich doch freistellen!"

Besonders „nett" finde ich es, wenn schwangere Frauen zu mir in die Ordination kommen und mir sagen „mein Chef lässt Ihnen ausrichten, es wäre besser, wenn Sie mich gleich freistellen". Man kann sich ja ungefähr vorstellen, wie ein Chef seine Mitarbeiterin behandeln wird, wenn er oder sie ohnedies der Meinung ist, sie könnte genauso gut gleich wegbleiben. Natürlich ist es manchmal auch so, dass Schwangere selbst von Beginn ihrer Schwangerschaft an einfach lieber zu Hause bleiben möchten.

Ärztliche Entscheidung

Ich kann Fragen zu solchen Situationen natürlich nicht mit diesem Buch lösen. Ich möchte Ihnen aber ein paar grundsätzliche Anregungen dazu geben:

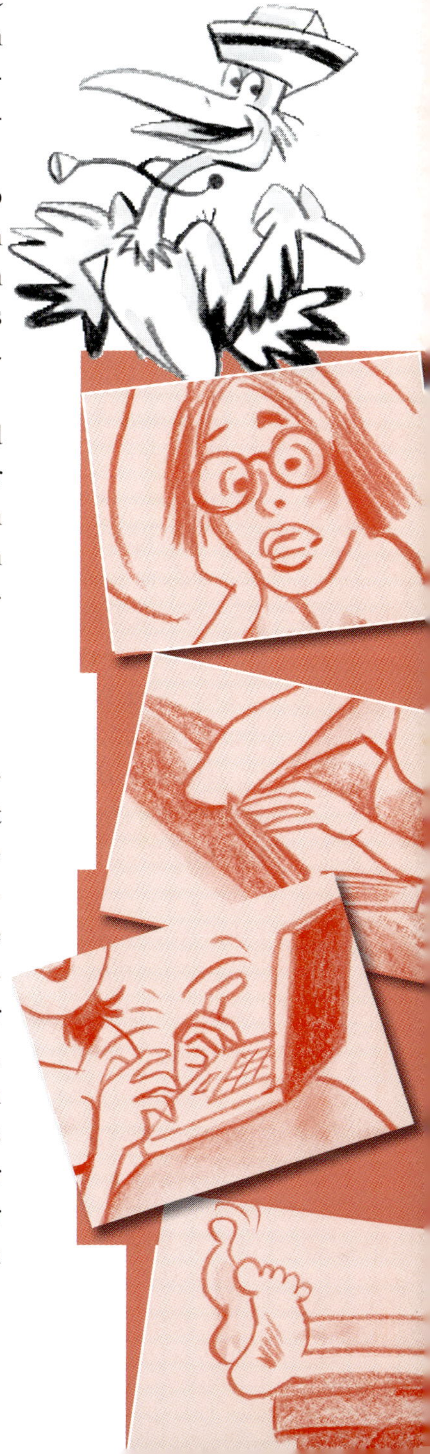

- Sicherlich ist es zu Beginn der Schwangerschaft oft schwer, in die Arbeit zu gehen, weil eben diese schon erwähnte Müdigkeit in den ersten Wochen Ihnen besonders zu schaffen macht oder Ihnen in der Früh vielleicht auch noch schlecht ist.
- Bei den meisten Schwangeren wird das spätestens ab der zwölften Woche besser. Dann kommt eine Zeit, in der sich die Schwangeren meist besonders wohl fühlen und irgendwann beginnt die Zeit, in der die Größe des Bauches und die Gewichtszunahme das Leben insgesamt anstrengender machen.
- Zu Beginn des Mutterschutzes in der 32. Woche sind im Allgemeinen alle Schwangeren sehr froh, mit der Arbeit aufhören zu können. Im Vergleich zu anderen Ländern sind die Frauen in Österreich hier sogar noch begünstigt, da der Mutterschutz in Europa durchschnittlich erst in der 34. Woche beginnt.

Freistellen geht nicht einfach so

Ein Wort möchte ich auch an die Arbeitgeber unter Ihnen richten: Eine Freistellung in der Schwangerschaft ist nicht etwas, das man sich ganz einfach nehmen kann. Sie muss von den Gynäkologen schriftlich empfohlen werden und damit begründet werden, dass das Kind oder die Frau gefährdet wären. Ein anderer Arzt muss diesen Verdacht bestätigen und befürworten, dass der Steuerzahler sozusagen die weiteren Kosten für diese Frau übernimmt, die der Arbeitgeber nicht tragen will. In Zeiten, in denen viele von uns sich schon berechtigte Sorgen machen, dass in Zukunft manche wichtigen Medikamente nicht mehr für alle über die Krankenkassa leistbar sind, sollten wir über diese Dinge grundsätzlich und ehrlich nachdenken …

Hat eine schwangere Frau tatsächlich gesundheitliche Probleme in der Schwangerschaft und ihr Arzt hält diese Probleme für gefährlich für Mutter oder Kind, dann hat die Frau jederzeit die Möglichkeit in Frühkarenz zu gehen. Dies ist allerdings eine klar ärztliche Entscheidung und nicht die Entscheidung eines Arbeitgebers!

„Stress schadet dem Kind?"

Ärzte können leider nicht verhindern, dass vielen von Ihnen das Leben in der Arbeit schwer gemacht wird – aber der sogenannte Arbeitsstress gefährdet Ihr Kind nicht. Um diese Angst kann ich Sie zumindest erleichtern. Es kann schon einmal sein, dass Sie, wenn Sie sich besonders anstrengen oder besonders ärgern, ein leichtes Ziehen im Bauch verspüren oder sich das Kind besonders bewegt oder dergleichen.

Das löst bei schwangeren Frauen oft das Gefühl aus, das Kind könne unter dem Stress leiden. Es ist jedoch anzunehmen, dass Sie unter diesem Stress wesentlich mehr leiden als Ihr Kind – jedenfalls kann es das Kind gut aushalten.

Ich rate Ihnen also, sich eine „dicke Haut" zuzulegen, was so manche Bemerkung oder Reaktion betrifft. Was Sie auf keinen Fall machen sollten – das erlebe ich nämlich traurigerweise relativ häufig – ist, dass Sie sich schuldig fühlen, weil Sie schwanger sind. Immerhin hat jeder von uns sein Leben einer schwangeren Frau zu verdanken!

Tipp

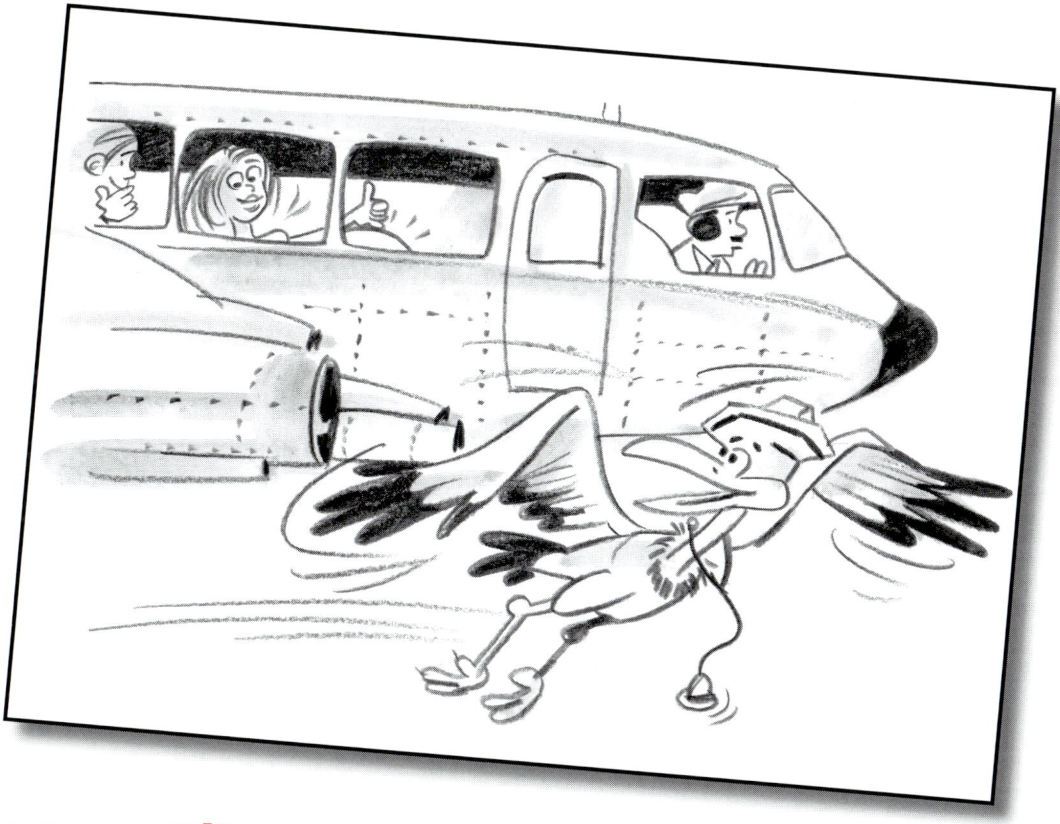

Vom Fliegen und Urlauben

Ich persönlich verstehe leider auch heute noch nicht wirklich, warum Flugzeuge eigentlich in der Luft bleiben – irgendwie ist es mir immer unheimlich. Vielleicht geht es ja anderen auch so und vielleicht ist das die Erklärung dafür, warum so viele glauben, dass man in der Schwangerschaft nicht fliegen darf. Eine andere Erklärung dafür ist mir nämlich nicht bekannt.

„Eine Schwangere darf nicht fliegen“

„Aber fliegen darf ich ja jetzt sicher nicht mehr“ ist die Standardfrage. Warum sollten Sie nicht fliegen dürfen? Fliegen ist mit Sicherheit keine Ursache für eine Fehlgeburt – die können Sie höchstens zufällig gerade haben, wenn Sie auch geflogen sind. Schließlich bekommen auch Stewardessen Kinder und die fliegen genau in der „gefährlichen“ Anfangszeit, in der sie oft noch gar nicht wissen, dass sie schwanger sind.

Tipp

Auch Stewardessen fliegen

Was rate ich Ihnen also ganz grundsätzlich bezüglich Ihrer Urlaube während der Schwangerschaft:

Die ersten 12 Wochen

In den ersten zwölf Wochen kann es am ehesten einmal zu Blutungen kommen. Wir wissen den genauen Grund für diese Blutungen nicht. Wenn aber mit der Schwangerschaft sonst alles in Ordnung ist und die Blutung nicht von einer beginnenden Fehlgeburt kommt (die Sie ja, wie wir schon ausführlich besprochen haben, ohnedies nicht aufhalten können) dann sind das vermutlich Blutungen, die Ihnen signalisieren, dass der Körper gerade mehr Ruhe braucht weil er sich für irgendetwas zu sehr anstrengt. Die ersten zwölf Wochen sind auch am ehesten die Zeit, in der Ihnen vielleicht übel ist und Sie auch sehr häufig auf die „kleine Seite“ müssen. Daher ist das eine Zeit in der es zwar keineswegs gefährlich ist auf Urlaub zu fahren, es kann aber sehr leicht sein, dass Sie sich in dieser Zeit zu Hause einfach wohler fühlen. Auch ist es sicherlich angenehmer, bei auftretenden Blutungen den eigenen Arzt aufzusuchen, der Ihnen vertraut ist und die Situation

Die beste Zeit für Urlaub

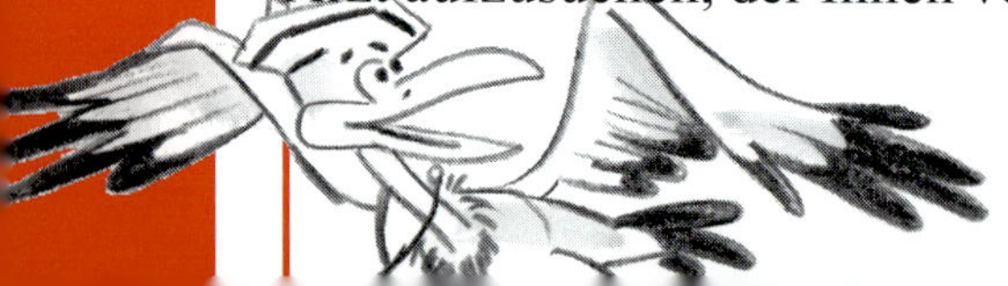

leichter einschätzen kann, als vielleicht in ein Krankenhaus im Ausland zu gehen, in dem Sie niemanden kennen und vielleicht auch die Sprache nicht verstehen.

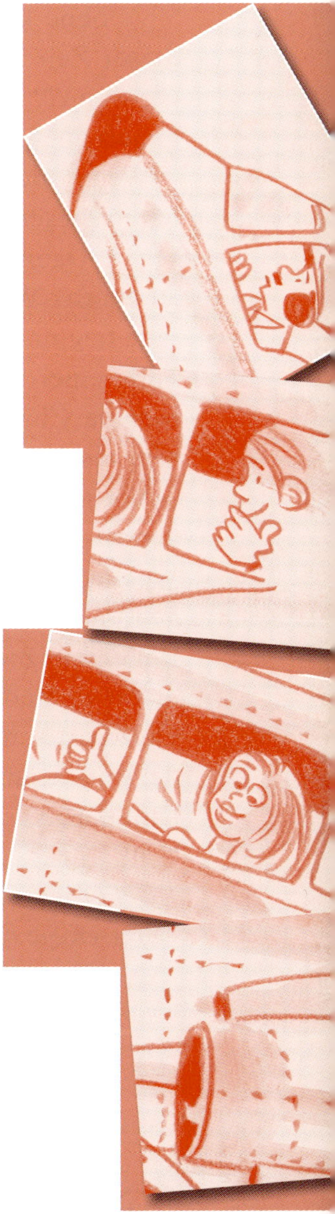

Die ersten zwölf Wochen sind außerdem die Zeit, in der es eben am ehesten zu einer Fehlgeburt kommen kann. Ich möchte noch einmal ganz deutlich betonen, dass eine Fehlgeburt nichts mit Ihrem Urlaub zu tun haben kann. Weder ein Flug noch ein Klimawechsel noch ungewohntes Essen lösen eine Fehlgeburt aus. Doch leider weiß ich aus Erfahrung, dass sich sowohl die Schwangeren selbst als vor allem auch deren Umgebung im Falle einer Fehlgeburt ewige Vorwürfe machen, auf Urlaub gefahren zu sein. Es gibt dann häufig die falsche Vorstellung, es wäre doch alles nicht passiert wenn man zu Hause geblieben wäre. Allein um sich vor diesen Vorwürfen der Umgebung zu schützen, rate ich meinen schwangeren Frauen eher nicht in den ersten zwölf Wochen auf Urlaub zu fahren.

Die Wochen 12 bis 25

Von der 12. bis zur 25. Woche ist die Zeit, in der sich die meisten Schwangeren am wohlsten fühlen und in der es auch die wenigsten Komplikationen gibt. Das ist die Zeit, die sich für einen Urlaub – vor allem auch für einen in dem Sie vielleicht etwas weiter weg fliegen möchten – am besten eignet. Die Übelkeit und die Müdigkeit sind meist vorbei, der Bauch noch nicht störend, an den Gedanken der Schwangerschaft hat man sich schon gut gewöhnt und die Geburt ist noch relativ weit weg.

Die Wochen 25 bis 30

Bestätigung vom Arzt

Von der 25. bis zur 30. Woche können Sie an sich ohne weiteres auf Urlaub fahren. Schwierig ist in dieser Zeit immer nur die Antwort auf die Frage –„Was ist, wenn?“. Es ist nämlich die Zeit, in der wir eine Frühgeburt am allerwenigsten wollen.

Wenn mich eine schwangere Frau fragt, was ist, wenn ich in dieser Zeit mein Kind bekäme – dann muss ich ihr sagen: Dann wäre es mir wesentlich lieber, Sie wären hier zu Hause. Warum? Weil in dieser Zeit Ihr Kind zwar gerade beginnt echte Überlebenschancen zu haben, aber im Falle einer so extremen Frühgeburt ein Kind wesentlich bessere Chancen auf ein gutes Überleben hat, wenn es sehr rasch auf eine wirklich gute Intensivstation kommt.

Tipp

Vor allem Ärztinnen, Physiotherapeutinnen oder Kinderschwestern, die sich unter einer Frühgeburt in der 26. Woche zum Beispiel viel konkreter etwas vorstellen können, rate ich eher in dieser Zeit, nicht weit weg zu fahren. Bei einem Ziehen im Bauch erschrecken sie nämlich viel mehr als andere, weil sie sich mögliche Konsequenzen viel drastischer und deutlicher vorstellen als diejenigen, die mit extremen Frühgeburten noch nie etwas zu tun gehabt haben.

Sicher sein, dass alles gut geht

Die Frage, ob Sie in dieser Zeit auf Urlaub fahren oder nicht, müssen Sie also einfach Ihrem Gefühl überlassen, ob Sie sich wohlfühlen und nicht ständig Angst hätten, was alles sein könnte.

Tipp

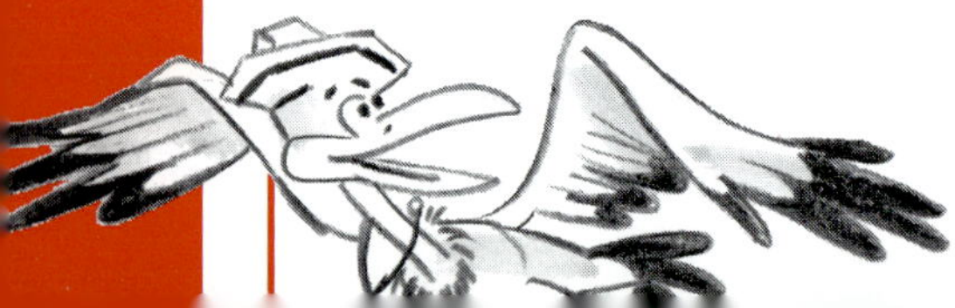

Die Wochen 30 bis 35

Von der 30. bis zur 35. Woche ist meines Erachtens wieder eine besonders geeignete Urlaubszeit. Selbst wenn sich Ihr Kind zu früh auf den Weg macht, ist es zwar viel zu früh aber bei weitem weniger gefährlich als in den Wochen davor. Was das Fliegen betrifft, rate ich allerdings meinen Schwangeren meistens, das bei der Fluggesellschaft nicht extra zu erwähnen. Es macht die Sache eigentlich nur komplizierter und wenn Sie es sagen, fliegt deswegen auch kein Arzt mit (und wenn doch, wird er Ihnen wahrscheinlich im Flugzeug kaum eine besondere Hilfe sein). Ich hatte aber schon Patientinnen, die mich verzweifelt aus dem Ausland anriefen, weil die Fluglinie sie nicht mehr mitnehmen wollte.

Also: entweder nichts sagen oder aber eine Bestätigung von Ihrem Arzt mitnehmen, dass kein Einwand gegen eine Flugreise besteht.

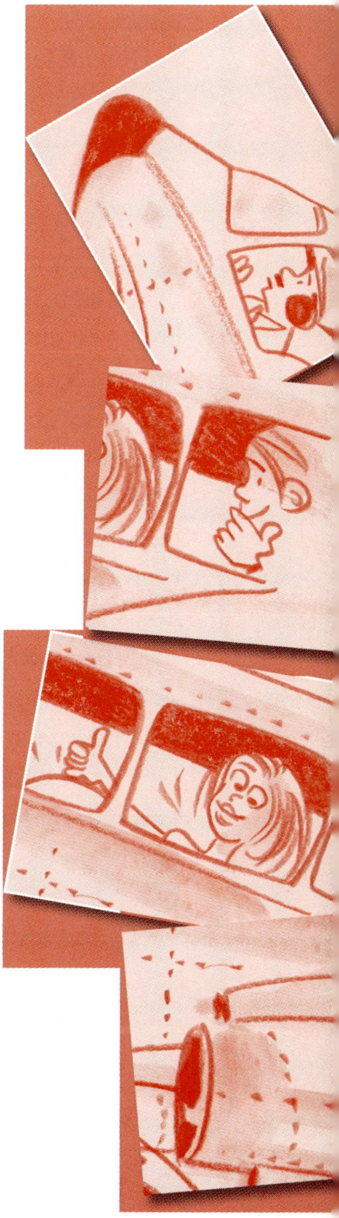

Die Wochen 36 bis 40

Von der 36. bis zur 40. Woche ist es mit den Urlauben wieder insofern anders, als vor allem Mehrgebärende durchaus immer wieder Senkwehen haben können. Senkwehen sind Kontraktionen der Gebärmutter, die zwar noch keine Geburt auslösen aber das Kind – wie der Name schon sagt – beginnen ein bisschen in Richtung Ausgang zu senken.

Man muss aber keine Vorwehen haben, es kann einfach auch ganz ohne Vorwehen losgehen. Mehrgebärende haben diese Vorwehen meistens stärker als Erstgebärende. Das wichtigste ist aber auch hier, dass es dafür keine Regel gibt und dass die Frauen schon meistens selber instinktiv merken, ob das nun Geburtswehen sind oder nicht.

Der „Klassiker" ist dann immer, dass Frauen, die vorhaben, bei mir zu entbinden, zu mir sagen: „vor ein paar Tagen hätte ich Sie fast angerufen". Das ist dann immer der Beweis, dass sie sehr wohl selber wissen, dass es noch nicht so weit ist. Und wenn man dann doch anruft oder zu einer Untersuchung fährt, macht es ja auch nichts.

An sich sind diese Wehen etwas sehr Gutes, können Sie aber – wenn Sie sie zum Beispiel um drei Uhr morgens in der Steiermark haben – vielleicht eher nervös machen, weil Sie überlegen, ob Sie jetzt Ihren Mann aufwecken und zurückfahren sollen. Ich rate also, in den letzten Wochen immer nur dort Urlaub zu machen, wo es Sie im Fall der Fälle auch nicht stören würde, Ihr Kind zu bekommen. Sonst werden Sie als Hochschwangere womöglich den Urlaub einfach nicht genießen können, und das ist natürlich nicht im Sinne der Sache.

Urlaub genießen

Ganz grundsätzlich ist ein Urlaub in der Schwangerschaft etwas sehr Sinnvolles – denn bei aller Vorfreude ist es vor allem beim ersten Kind der wahrscheinlich für lange Zeit letzte Urlaub zu zweit – und den sollten Sie ganz bewusst genießen. Auch Wochenenden im Thermalbad sind sehr zu empfehlen und meist ohne Kind doch etwas ganz anderes.

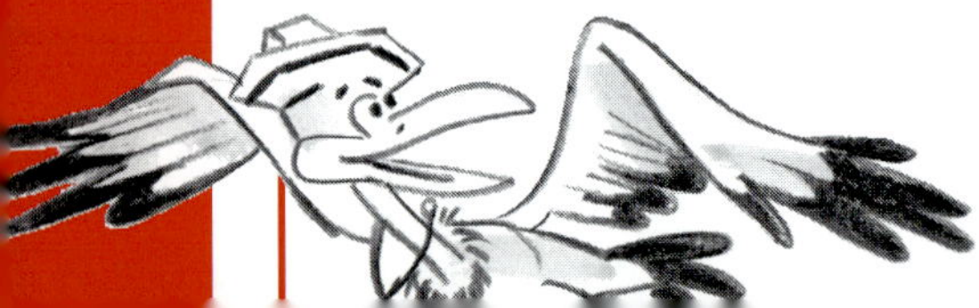

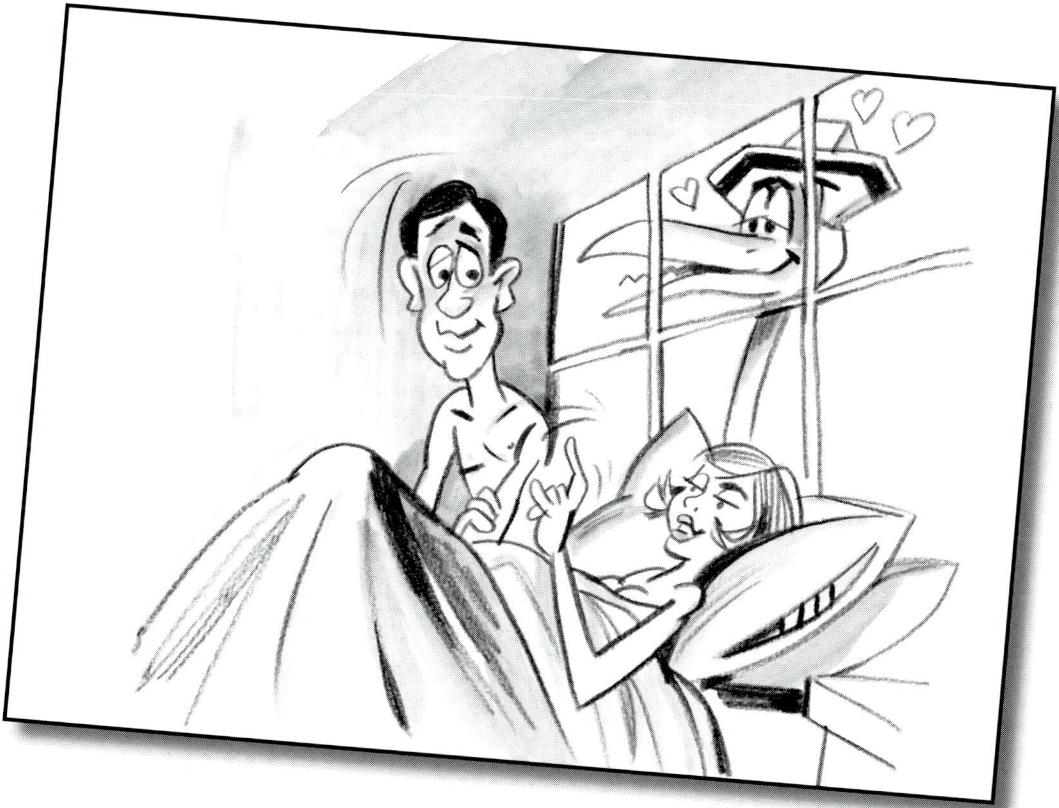

Sex während der Schwangerschaft!

Ganz grundsätzlich spricht schlicht und einfach nichts gegen Sex während der Schwangerschaft. Gelegentlich kann es nach Geschlechtsverkehr zu leichten, harmlosen Blutungen kommen. In diesem Fall gehen Sie sicherheitshalber am besten zu einer Kontrolle, damit Ihnen Ihr Arzt bestätigen kann, dass alles in Ordnung ist. Sex ist aber trotzdem nicht verboten, und zwar zu keiner Zeit der Schwangerschaft.

Monatelang verzichten?

Was allerdings sein kann, ist, dass der eine oder andere Partner sich erst an die neue Situation gewöhnen muss und vielleicht eine Zeit lang Hemmungen hat oder einfach nicht will. Das sollten beide Partner wie auch sonst im Leben natürlich respektieren – aber gefährlich ist Sex in der Schwangerschaft auf keinen Fall. Viele Ärzte verbieten „sicherheitshalber" Sex, zum Beispiel nach Blutungen in der Frühschwangerschaft. Dabei geht es vermutlich wiederum eher um die Absicherung des Arztes, der Angst hat, irgendjemand könnte ihm vorwerfen, nicht vorsichtig genug zu sein. Natürlich kann und muss sich jeder selbst darüber ein Bild machen wie wichtig oder unwichtig das ist.

Zeit der Verbote?

Ich denke jedenfalls, dass es eine große Bedeutung nicht nur für Ihre Beziehung sondern vielleicht auch für die Frage bezüglich weiterer Schwangerschaften haben kann, wie der eine und auch der andere Partner die Zeit der Schwangerschaft erlebt – ob es eine Zeit ist in der „alles was Spaß macht verboten ist" oder eben nicht.

Und nach der Geburt?

Es gibt auch die sehr weit verbreitete ärztliche Ansicht, dass man die ersten sechs Wochen nach einer Geburt keinen Geschlechtsverkehr haben sollte. Ich selbst empfehle das meinen Frauen auch immer noch, weiß aber inzwischen von einigen Hebammen, die ambulante Nachbetreuungen machen, dass das auch viel zu streng ist und vermutlich schon nach wesentlich kürzerer Zeit die Infektionsgefahr – um die es bei dem Thema geht – gar nicht mehr so groß ist.

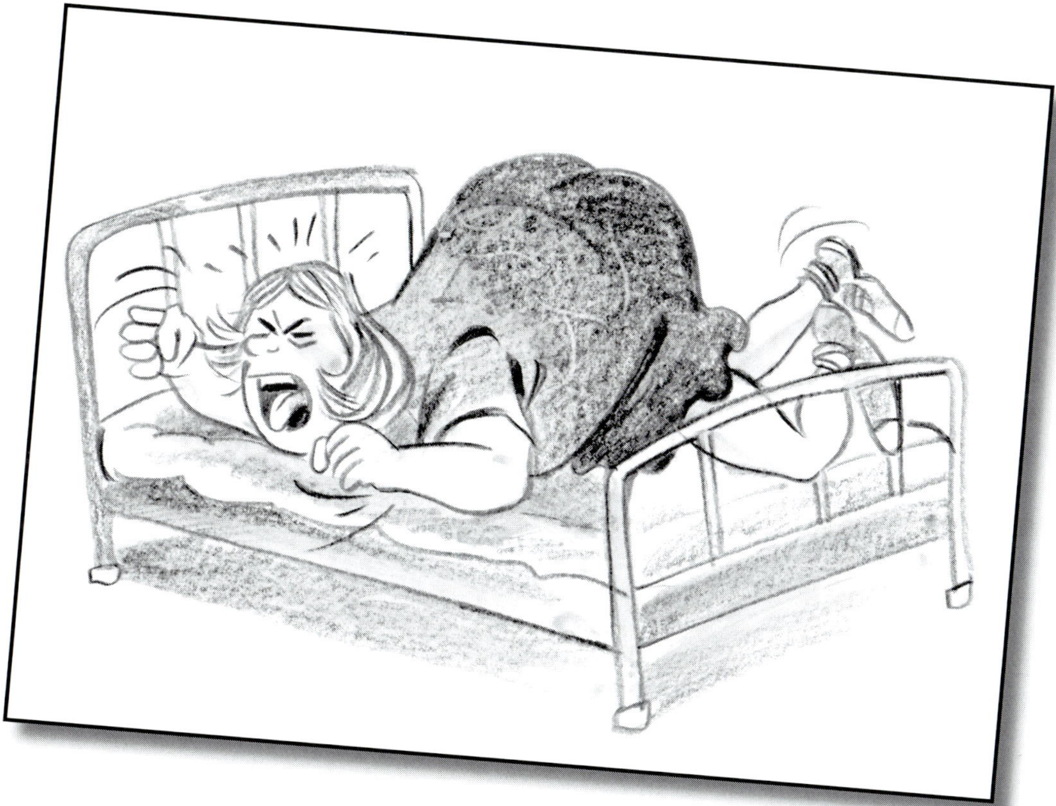

Rückenlage

Zum Thema Rückenlage werden erfahrungsgemäß besonders häufig Fragen gestellt.

Es geht dabei um folgendes Problem: Wenn Ihr schwangerer Bauch schon größer ist (also keineswegs vor der dreißigstenWoche) kann es passieren, dass, wenn Sie am Rücken liegen, die stark vergrößerte Gebärmutter auf ein großes Blutgefäß von Ihnen drückt. Dieses Blutgefäß heißt Vena Cava – es wird daher auch immer wieder vom sog. „Cavasyndrom“ gesprochen.

Dabei wird der werdenden Mutter fürchterlich schlecht, da sich der Druck auf das Blutgefäß negativ auf ihren Kreislauf auswirkt. Das wiederum wäre, wenn der Druck länger bestehen bliebe, auch schlecht für das Kind.

9 Monate nicht auf dem Rücken liegen?

Diese Theorie führt leider oft dazu, dass immer noch vielen Schwangeren eingeschärft wird, sie dürften überhaupt nie am Rücken liegen. Das ist schlicht und einfach falsch.

Warum?

Erstens führt die Rückenlage nicht zwangsläufig zu so einem Cavasyndrom und zweitens, wenn es so ist, wird Ihnen nach ganz kurzer Zeit so übel, dass Sie sich ganz automatisch auf die Seite drehen. Dies passiert mit großer Sicherheit sogar während des Schlafs. Viele Frauen fragen mich nämlich ganz verängstigt, ob denn ihrem Kind etwas passiert sein könnte, sie wären nämlich unlängst in der Nacht aufgewacht und seien am Rücken gelegen. Wenn die Natur da nicht vorgesorgt hätte, hätten wir wohl ein sehr häufiges Problem.

Die Natur hat vorgesorgt

Also: Legen Sie sich auf den Rücken wenn Sie das wollen – wenn Ihnen dabei schlecht wird, drehen Sie sich bitte auf die Seite!

Ich kann allerdings nicht umhin, zu fragen, ob Sie das nicht ohnedies automatisch auch getan hätten, wenn ich das hier nicht schreibe!?

Wundern Sie sich aber bitte nicht, wenn Ihnen von Ärzten zum Beispiel am Ende der Schwangerschaft beim CTG (Herztonüberwachung des Kindes) gesagt wird, Sie sollten sich gleich auf die Seite drehen.

Dabei geht es einerseits darum, dass die Herztöne des Kindes so besser zu finden sind und zweitens leider auch darum, dass die wenigen Ausnahmefälle, in denen sich die Frauen bei Übelkeit nicht gleich auf die Seite drehen, die sind, wo besonders „brave" Patientinnen denken, sie müssten genauso liegen bleiben, wie der Doktor das gesagt hat.

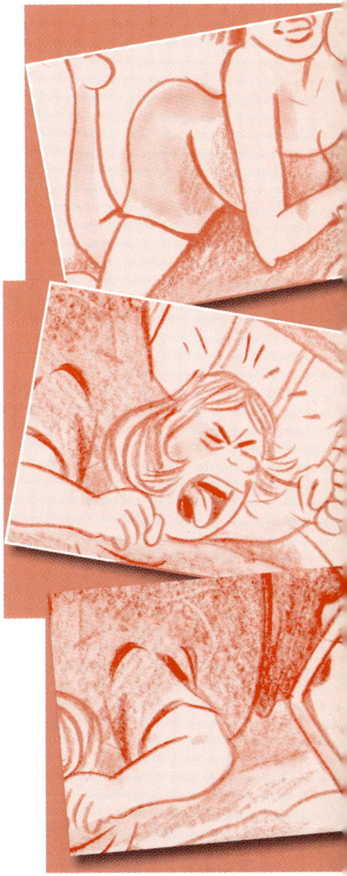

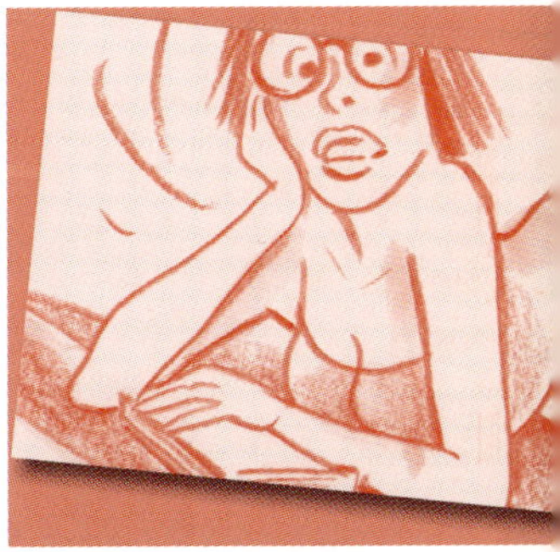

III. Die Geburt

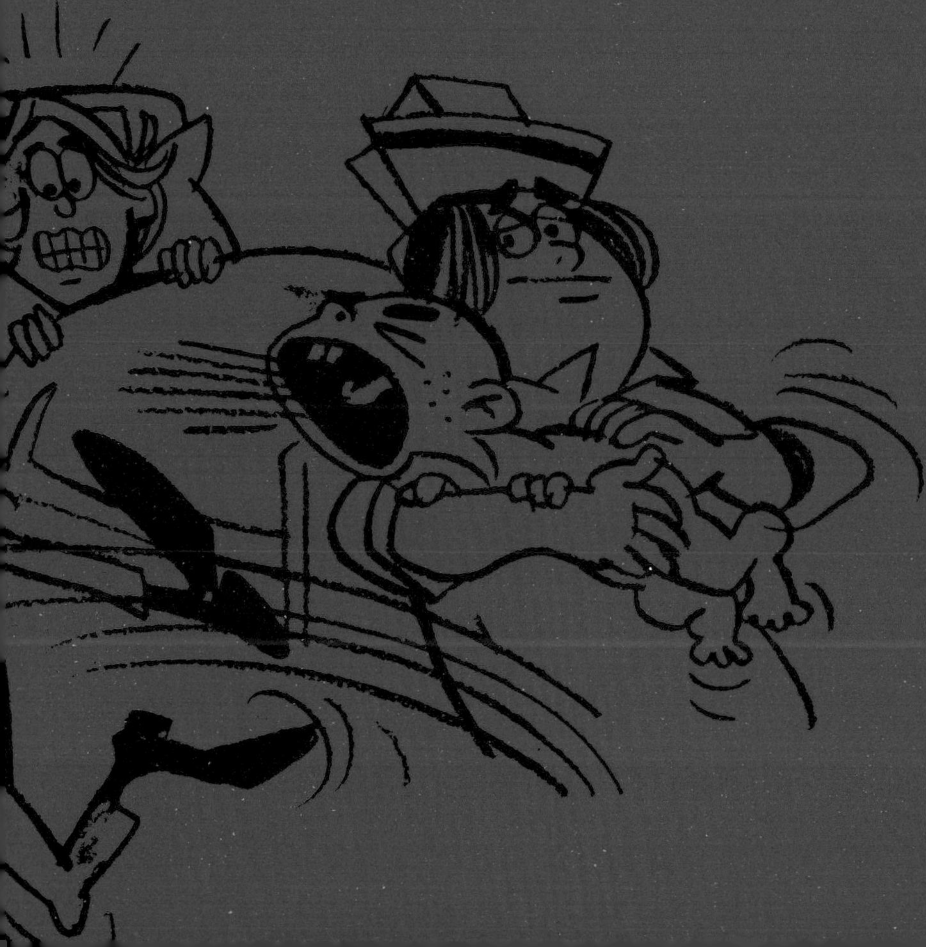

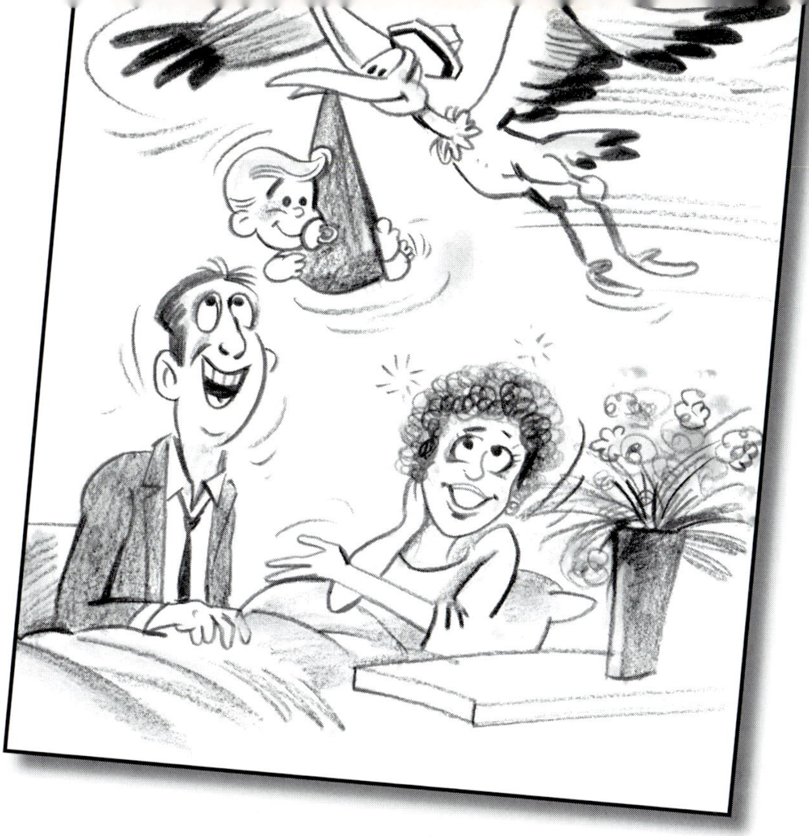

Ein paar gesammelte Gedanken

Ich möchte das Thema Geburt hier nicht wirklich ausführlich besprechen – dafür gibt es schon ausreichend Literatur und es ist auch ein Thema, von dem ich denke, dass Sie es mit Ihrem Arzt und Ihrer Hebamme besprechen sollten. Ich möchte hier jedoch einige Gedanken unter dem Blickwinkel der vielen unsinnigen Verbote und Ratschläge, die es so gibt, anbringen.

Fragen über Fragen ...

Natürlich haben Schwangere sehr viele Fragen vor der Geburt: „Wie wird es mir gehen?“, „Wie geht es meinem Kind?“, „Wo will ich entbinden“, „Wie ist es in dem Krankenhaus – was kann man dort, was macht man dort, welche Geburtsposition werde ich einnehmen?“ und vieles vieles mehr.

Ich denke dass es ausgesprochen wichtig ist, sich nicht schon vor der Geburt in allen Einzelheiten darauf festzulegen, wie bei der Geburt dann alles sein soll. Denn die genauen Umstände können weder Sie noch das Sie begleitende Team voraussagen. Dies gilt sowohl für Frauen, die ihr erstes Kind bekommen als auch für jene, die schon Kinder haben. Denn jede Geburt ist anders!

Tipp

Wichtig ist es für Sie, in den verschiedenen Stadien der Schwangerschaft Ihre Wünsche und Gefühle einzubringen. Von der Seite der Sie betreuenden Ärzte und Hebammen sollen die Erfahrung und die Information über die verschiedenen Möglichkeiten kommen. Daraus resultierend sollte man dann bei der Geburt immer wieder gemeinsam ausprobieren, was für Sie, Ihren Partner und das Kind gerade das Beste ist.

Jede Geburt ist anders!

Prüfen Sie Pro und Contra

Ich erlebe manchmal, dass Frauen, die eine allzu genaue Vorstellung mitgebracht haben, dann bei der Geburt selbst irgendwie enttäuscht sind, weil die Geburt eben nicht so gelaufen ist, wie sie sich das vorgestellt oder ausgemalt haben.

Gute Geburtsbegleitung

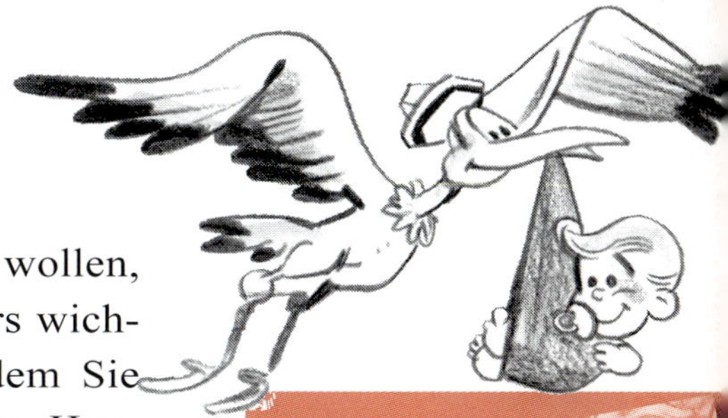

Wichtig ist, dass es dort, wo Sie entbinden wollen, alle Möglichkeiten gibt und ganz besonders wichtig ist, sich einen Geburtsort auszusuchen, an dem Sie sich wohl fühlen und zu dem Sie Vertrauen haben. Heute kann man wohl von allen Geburtenstationen (mit vielleicht ganz seltenen Ausnahmen) sagen, dass sie all das bieten und können, was für Ihre und die Sicherheit Ihres Kindes wichtig und nötig ist. In der heutigen Zeit ist es in Österreich auch – Gott sei Dank – gar nicht mehr wirklich vorstellbar, dass sich eine Abteilung traut, Geburten zu betreuen, wenn sie nicht auch für alle Notfälle gerüstet ist. Denn auch Hebammen, Schwestern und Ärzten ist es natürlich überaus wichtig, dass Ihr Kind gesund zur Welt kommt.

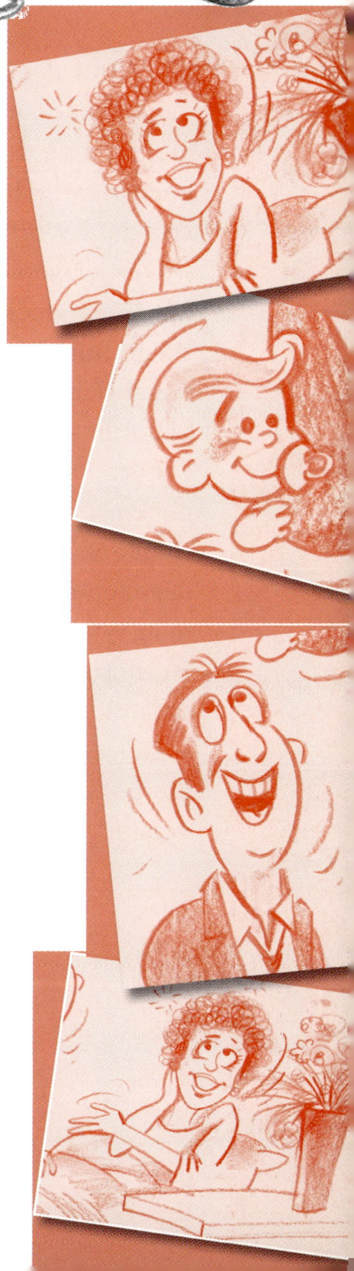

Konkurrenz der Spitäler

Tatsächlich herrscht heute eine gewisse Konkurrenz zwischen einzelnen Geburtenstationen. Diese kommt zum Teil auch durch werbeähnliche Maßnahmen zum Ausdruck. In gesundem Maße ist dieser Erfolgsdruck durchaus auch förderlich für Verbesserungen. Gerade die Gebärenden sind es ja immer wieder, die durch ihren heute stärker zum Ausdruck gebrachten Willen oft die größten Veränderungen bewirken.

Manchmal macht dies aber auch den werdenden Eltern die Auswahl schwerer. Von jeder Geburtenstation werden Sie begeisterte Anhänger und auch ebenso Leute finden, die enttäuscht und unzufrieden waren. Machen Sie sich selbst ein Bild und lassen Sie auch da Ihr Gefühl entscheiden – denn Sie müssen sich gut aufgehoben und sicher fühlen.

Kaiserschnitt oder „normale" Geburt?

Wie soll man entbinden?

Unter der „normalen" Geburt verstehen wir – zumindest heute noch – die Geburt, bei der das Kind durch die Scheide der Frau geboren wird. In der medizinischen Fachsprache heißt das „die vaginale Geburt" – abgeleitet von dem Wort Vagina – die Scheide.

Der Kaiserschnitt ist eine operative Entbindung, bei der die Bauchdecke aufgeschnitten und das Kind auf diesem Wege aus dem Bauch geholt wird. Das Wort leitet sich angeblich davon ab, dass Julius Caesar auf diese Weise geboren worden sein soll.

Was man wissen sollte

Für den Kaiserschnitt kann es medizinische Gründe geben, die sich entweder schon vor der Geburt im Laufe der Schwangerschaft ergeben oder aber auch während der Geburt. Darüber hinaus gibt es heute den sogenannten „Wunschkaiserschnitt", bei dem der Wunsch der Frau zu dieser Entbindungsform den Grund für die Operation darstellt.

Bei der Frage welche Entbindungsform in Ihrem Fall die bessere ist möchte ich Ihnen Folgendes zu bedenken geben:

Vertrauen ist das Grundprinzip

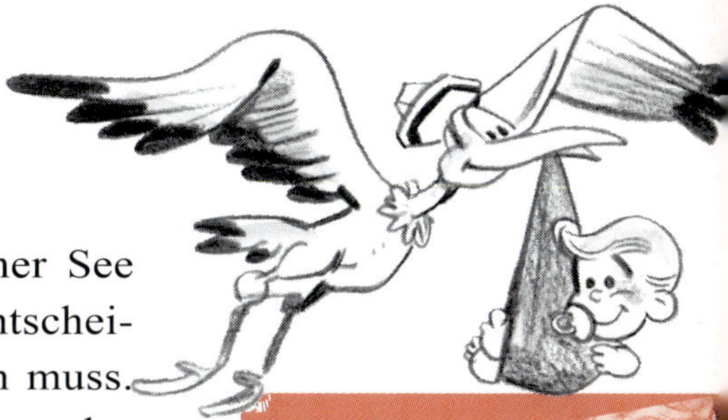

Als (natürlich hinkender) Vergleich: Auf hoher See überlasse ich dem Skipper als Profi die Entscheidung, was in einem Sturm an Bord getan werden muss. Bei einer Geburt ist – wie am Schiff zum Skipper – das Vertrauen in Fähigkeiten und Arbeitsauffassung Ihres Arztes und Ihrer Hebamme das Grundprinzip.

Deshalb ist das gute Verhältnis zu dem Sie behandelnden Team so wichtig!

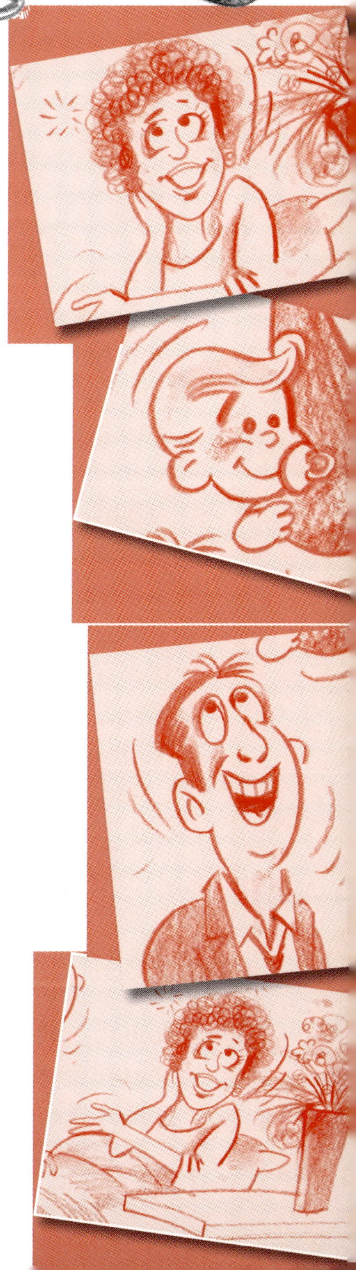

Arztwahl & Zusatzversicherungen ...

Die folgenden wichtigen Punkte sind unter den schwangeren Frauen oftmals nicht ausreichend bekannt:

- In Österreich ist es so, dass Sie nur mit einer Zusatzversicherung (oder wenn Sie selbst die gesamten Kosten einer Entbindung übernehmen) die freie Wahl haben, welcher Arzt Sie entbindet. Dazu kommt, dass der betreffende Arzt bzw. die betreffende Ärztin vermutlich nur in bestimmten Krankenhäusern Entbindungen vornimmt.
- Was die Hebamme betrifft, gibt es zwar immer mehr Krankenhäuser, die sogenannte „Wahlhebammen" anbieten – das heißt, Sie suchen sich während der Schwangerschaft eine Hebamme aus, die Sie während der Geburt betreut. Diese für Frauen äußerst angenehme Einrichtung wird derzeit leider auch kaum von Zusatzversicherungen bezahlt, sondern muss aus der eigenen Tasche beglichen werden. Auch diese Wahlhebammen haben Verträge mit bestimmten Entbindungsstationen und gehen nicht automatisch in jedes Krankenhaus mit.

- Wenn Sie keine Zusatzversicherung haben, entbindet Sie jener Arzt bzw. jene Ärztin und Hebamme, die zu dem bestimmten Zeitpunkt, in dem Sie die Klinik aufsuchen Dienst haben. In den ersten drei Auflagen habe ich mich nie getraut, das als Nachteil zu sehen, da ich Angst hatte, es würde der Eindruck entstehen, ich möchte „meinen" Schwangeren einreden, privat (und daher für mich gut bezahlt) bei mir zu entbinden. Es muss absolut kein Nachteil sein, beim diensthabenden Personal zu entbinden, da es sich sehr oft um engagierte und gute Leute handelt. Trotzdem möchte ich es wagen, Ihnen jetzt in der 4. Auflage ein paar Beobachtungen mitzugeben.

  Die Vorteile einer „Privatgeburt"

  Ich habe mir vor Kurzem die Mühe gemacht (und es war tatsächlich einige Mühe) eine Statistik über die Geburten jener Frauen anzulegen, die ich während der Schwangerschaft selbst betreut habe. Das Resultat: Während heute die durchschnittliche Kaiserschnittrate in den Krankenhäusern bei 25% (und zum Teil auch weit höher) liegt, haben die Frauen, die ich in meiner Ordination betreut habe, nur in 11% der Fälle einen Kaiserschnitt gehabt. Jene, die ich selbst entbunden habe, hatten sogar nur in 8% der Fälle einen Kaiserschnitt (davon fast die Hälfte nur deswegen, weil das Kind in „BEL", also verkehrt herum, lag).

  Ich will Ihnen damit NICHT sagen, dass ich eine bessere Ärztin bin als andere, dem ist auch einfach nicht so. Ich denke aber, dass zu mir eher jene Frauen kommen, die eine Geburt ohne Kaiserschnitt anstreben. Inzwischen glaube ich jedoch, dass es einen Unterschied macht, ob diese Frauen in den neun Monaten der Vorbereitung in diesem Gedanken bestärkt werden oder nicht. Es ist so unglaublich wichtig, Ängste einerseits

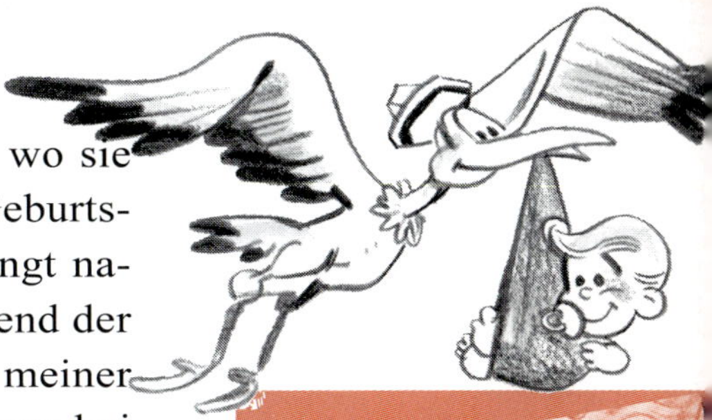

zuzulassen, aber andererseits auch zu nehmen, wo sie unbegründet sind, oder vielleicht einem guten Geburtsverlauf im Wege stehen könnten. Und das gelingt natürlich viel leichter, wenn man sich schon während der Schwangerschaft kennengelernt und dann (von meiner Seite aus) auch noch das Glück hat, diese Frauen bei der Geburt begleiten zu dürfen.

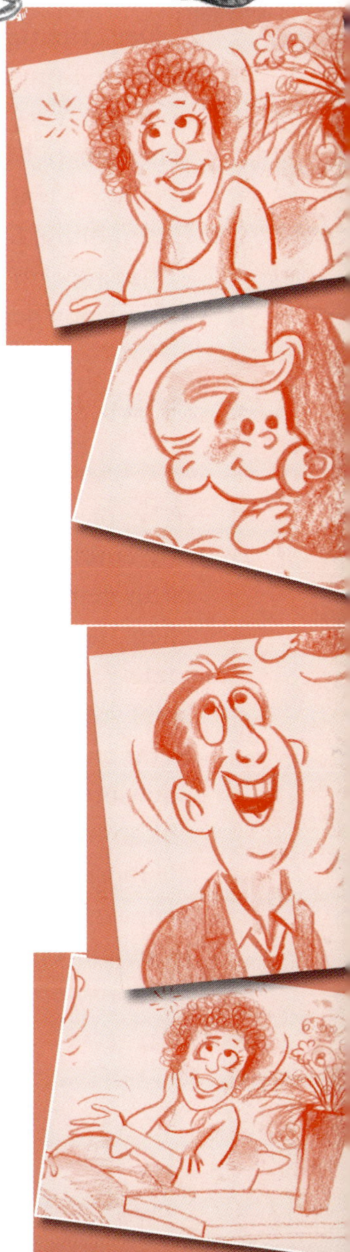

Der langen Rede kurzer Sinn: Ich weiß, dass Privatgeburten teuer sind und dass sich das viele nicht leisten können. Aber ich wage es heute Ihnen zu sagen, dass die Auswahl Ihres Arztes oder Ihrer Ärztin für Sie von großer Bedeutung sein kann. Von Beginn der Schwangerschaft an. Die Entscheidung Privatarzt oder Privatärztin bedeutet NICHT automatisch weniger Kaiserschnitte. Das soll auch nicht sein, da manche Frauen sich ja tatsächlich den Kaiserschnitt wünschen und das mit ihrem Arzt so vereinbaren. Privatarzt oder Privatärztin SOLL bedeuten, dass Sie jemanden suchen, der zu Ihnen und Ihren Wünschen passt, dem Sie vertrauen, der Sie auf Ihrem Weg begleitet und bestärkt und dies dann auch bei der Geburt natürlich viel besser berücksichtigen kann, weil er oder sie Sie und Ihre Vorstellungen eben besser kennt. Und zum (realistischen) Problem der Kosten wage ich heute zumindest zu sagen, dass ein Beitrag zu einer guten Begleitung in Schwangerschaft und Geburt unter Umständen eines der besten und nachhaltigsten Geschenke sein kann, das Sie sich von Großeltern, Eltern oder auch Freunden wünschen können.

Ein Kaiserschnitt ist eine Operation!

Was ist zu bedenken?

Ein „Wunschkaiserschnitt" ist – wie gesagt – eine operative Entbindung, die medizinisch eigentlich nicht notwendig ist.

Der „richtige" Wunschkaiserschnitt sollte der sein, bei dem die Frau – nach entsprechender Aufklärung nicht nur über die Vor- und Nachteile sondern auch über die verschiedenen Möglichkeiten der Schmerzlinderung – immer noch fest davon überzeugt ist, dass dies die richtige Entbindungsform für sie ist.

Um hier zu seiner Meinung zu finden, sollte man Verschiedenes bedenken:

Angst ist normal!

Es ist völlig normal, vor einer Geburt und vor allem vor den Schmerzen Angst zu haben. Ob diese Angst mit einem Kaiserschnitt behoben werden kann und soll, ist in dem jeweiligen Fall nur ganz persönlich zu besprechen. Ich staune allerdings immer wieder darüber, wie viele Frauen nach entsprechender Aufklärung – zum Beispiel auch über die Möglichkeit eines Kreuzstichs zur Schmerzlinderung (den sie ja beim Kaiserschnitt ohnehin auch brauchen) – von ihrem Wunsch zum Kaiserschnitt abkommen.

Tipp

Überhaupt gibt es nicht nur die Angst vor Schmerzen, sondern die unterschiedlichsten Ängste, die meist in einem Gespräch schon geklärt und beseitigt oder gemildert werden können.

Wer wünscht sich den „Wunschkaiserschnitt“?

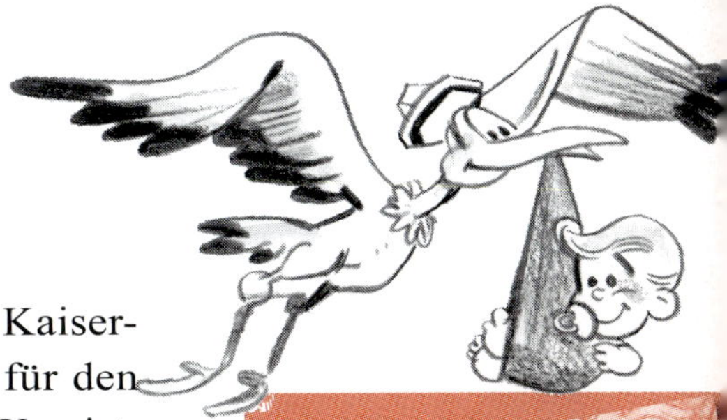

Zu bedenken ist trotz allem auch, dass der Kaiserschnitt heute die Art der Entbindung ist, die für den Arzt bzw. die Ärztin der wesentlich einfachere Weg ist, besonders dann, wenn es sich um eine Privatgeburt handelt, das heißt, der Arzt Ihres Vertrauens zur Geburt gerufen wird. Zum einen kann er sich mit Ihnen einen Termin ausmachen (und muss nicht zum Beispiel im Konzert immer am Rand sitzen, weil er ja vielleicht zu Ihrer Geburt weg muss) – zum anderen ist er „rechtlich“ auf der sichereren Seite, da der Kaiserschnitt (ob zu recht oder zu unrecht bleibe dahingestellt) in der österreichischen Rechtsprechung als der Weg angesehen wird, bei dem die Ärzte „im Notfall alles getan haben, was sie konnten“.

Auch Laien glauben im Allgemeinen, dass der Kaiserschnitt auf jeden Fall sicherer ist, als die normale Geburt. Wer sich also in einer Zeit, in der auch bei uns die rechtlichen Klagen von Patienten stark am Zunehmen sind, nicht die Finger verbrennen will, wird wesentlich früher einen Kaiserschnitt machen, als er es sonst vielleicht aus rein medizinischer Sicht für notwendig gehalten hätte.

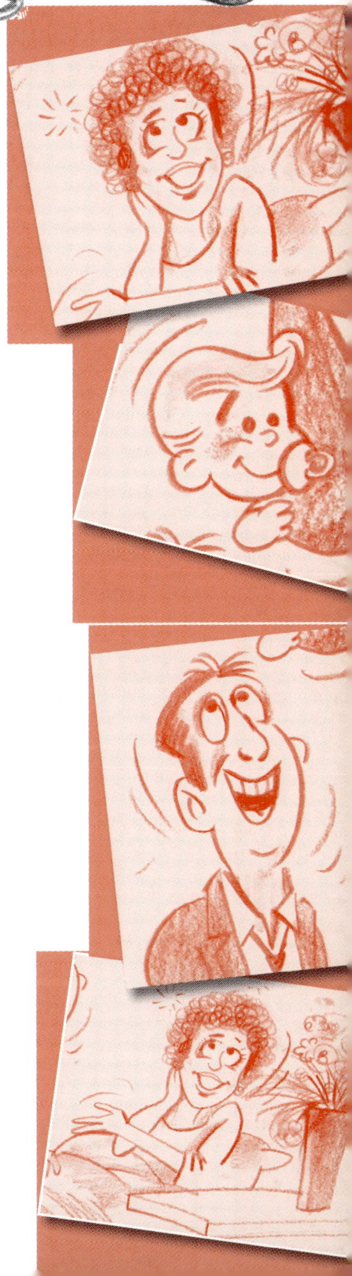

Welche Form der Entbindung besser ist, kann ich nur im Einzelfall sagen – wirklich jede Entbindung ist anders. Was ich allerdings aus rein beruflicher Erfahrung berichten kann, ist, dass der überwiegende Teil der Frauen, die sowohl eine normale Geburt als auch einen Kaiserschnitt erlebt haben, sich bei einem weiteren Kind eine normale Geburt wünschen.

Ich möchte allerdings noch einmal betonen, dass das nicht heißt, dass nicht in manchen Fällen auch ein Wunschkaiserschnitt der richtige Weg sein kann. Aber der Weg zu dieser Entscheidung sollte wirklich über sehr ausführliche Information über die Gründe nach diesem Wunsch führen.

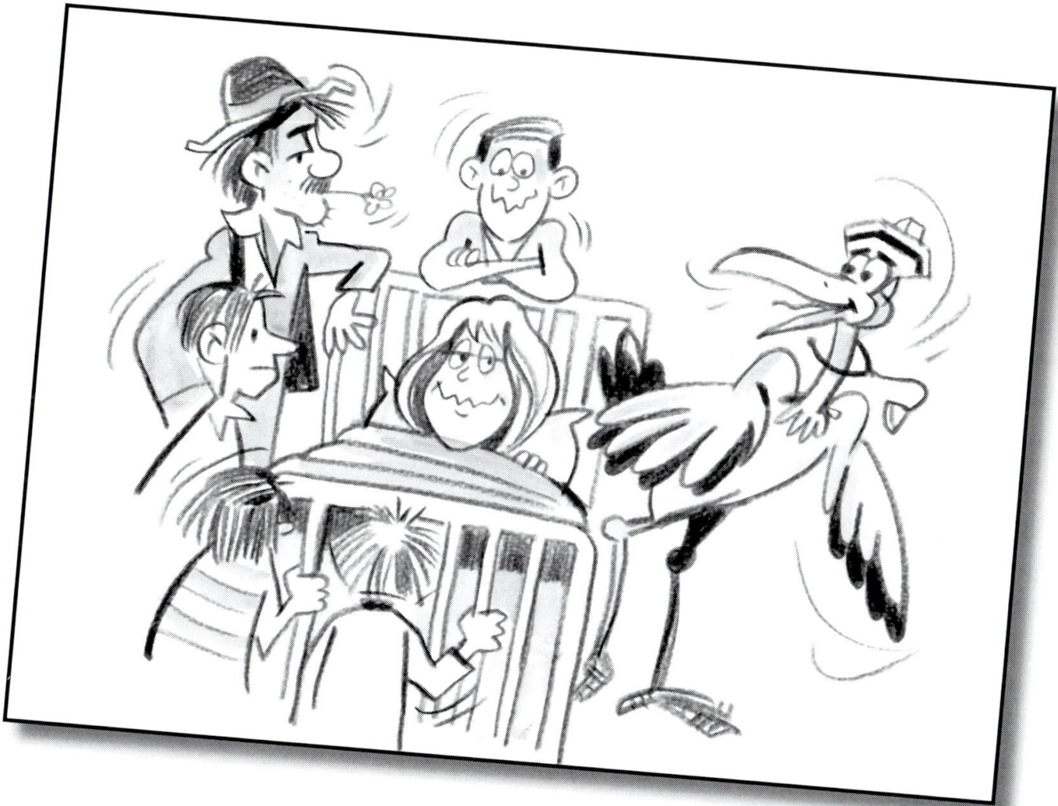

Die ambulante Geburt

Ungefähr in der 16. Woche frage ich meine Patientinnen das erste Mal, ob sie schon einmal daran gedacht haben ambulant zu entbinden. Die ersten Reaktionen der Schwangeren und ihrer Partner sind zumeist völlig ablehnend.

Was genau ist eigentlich eine ambulante Geburt?

Was Sie vielleicht schon wissen ist, dass man bei einer ambulanten Geburt ganz „normal“ in einem Krankenhaus entbindet, aber schon wenige Stunden nach der Geburt wieder nach Hause geht. Viel länger ist allerdings vermutlich die Liste der Dinge, die Sie nicht wissen:

Gleich nach Hause?

Es geht bei einer ambulanten Geburt nicht darum, dass Sie „nach Hause gehen müssen“. Im Gegenteil: Sie haben nur schon während der Schwangerschaft alle Vorbereitungen getroffen um – wenn Sie das wünschen – schon wenige Stunden nach der Geburt nach Hause gehen zu *können*. Natürlich heißt das, dass mit Ihnen und Ihrem Kind alles in bester Ordnung sein muss.

Gut betreut

Ihre Hebamme ist für Sie da!

- Sie suchen sich schon während der Schwangerschaft eine Hebamme aus. Manche Ärzte haben Listen von Hebammen, die sie empfehlen. Sie können natürlich auch Freundinnen fragen, die schon entbunden haben. Auf jeden Fall können Sie immer im Hebammenzentrum anrufen, dort wird Ihnen auf jeden Fall weitergeholfen. Sie haben auch durchaus die Möglichkeit, mehrere Hebammen kennen zu lernen, denn es ist sowohl für Sie als auch für die Hebamme wichtig, dass Sie einander sympathisch sind und wie man so schön sagt „gut miteinander können“.
- Diese Hebamme betreut Sie nach der Geburt bis zu vierzehn Tage täglich bei Ihnen zu Hause – und das

zum Großteil auf Kosten der ganz normalen Krankenkasse. Dabei übernimmt die Hebamme all jene Aufgaben, die sonst die Hebammen und Kinderschwestern im Spital übernommen hätten. Die Hebamme macht sich dabei immer mit Ihnen aus, wann sie zu Ihnen kommen soll, sie nimmt sich viel Zeit. Ein großer Vorteil ist auch, dass sich – im Unterschied auch zum allerbesten Krankenhaus mit den nettesten Kinderschwestern – immer dieselbe Person um Sie kümmert, die Ihnen daher auch immer dieselben und nicht unterschiedliche Ratschläge erteilt. Gerade das macht sich bei den ganz normalen „Schwierigkeiten" oder besser gesagt, den ganz normalen Anfangsängsten um das Stillen sehr positiv bemerkbar.

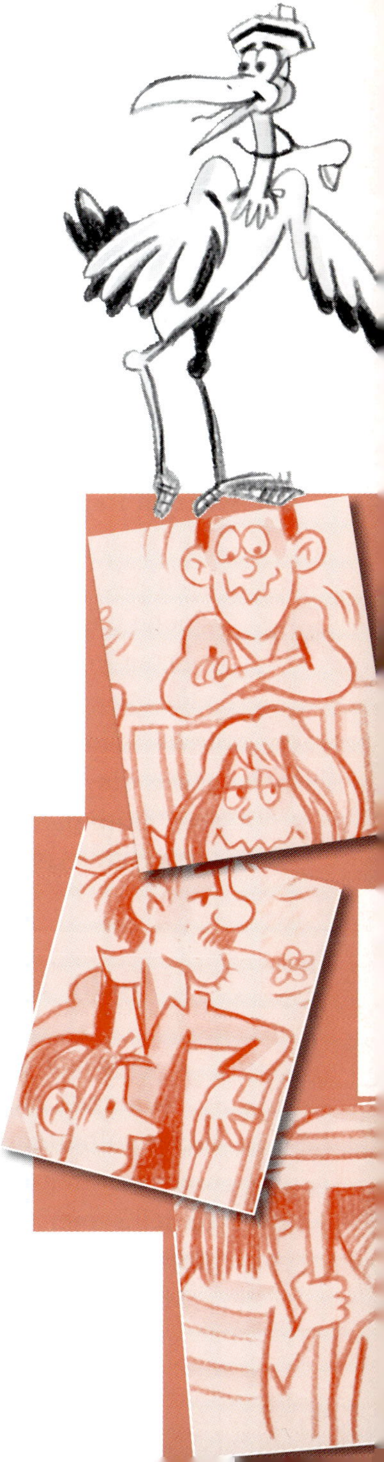

Die Besucher ...

Ein ganz besonders großer Vorteil an der ambulanten Geburt – und das bestätigen mir viele Mütter, die schon einmal ein paar Tage auf einer Entbindungsstation verbracht haben – ist das Thema Besucher.

Diese mögen mir verzeihen, dass ich das hier so deutlich sage, aber sie sind manchmal im Wochenbett ein echter Stressfaktor. Ich weiß, als Freundin hat man das Gefühl, man muss mit einem Besuch seine Anteilnahme und Freude über die glückliche Geburt ausdrücken. Für die frischgebackene Mutter ist es aber oft in Summe ein riesiges Pensum, all diese Leute zu empfangen. Jede, die schon einmal entbunden hat, weiß, dass einem auch ohne diese Besucher in den ersten Tagen nach der Geburt nicht langweilig ist.

Es gibt so viel Neues ...

Es ist schon unterhaltsam, stundenlang das eigene Kind einfach zu beobachten und kennen zu lernen und auch das Stillen und alles andere „Drumherum“ ist durchaus anstrengend und zeitaufwändig. Wenn man allerdings Besuche ablehnt, sind Freunde und Verwandte oft beleidigt, weil sie die Situation nicht nachvollziehen können oder sie stehen ganz einfach trotzdem vor der Tür und kommen alle angeblich nur „ganz kurz vorbei“.

Vorteil auch für Väter

Ganz anders ist das zu Hause: Die Leute rufen vorher an und fragen ob es recht ist, wenn man vorbeikommt und sind kaum beleidigt, wenn man sagt „seid nicht böse, ich bin noch ziemlich erschöpft, vielleicht kommt ihr nächste Woche einmal vorbei“.

Mit dem Baby zu Hause

Dazu kommt, dass die Freunde und Verwandten auch mehr Verständnis aufbringen, wenn Sie eventuell nach einer Stunde sagen, ich bin jetzt müde, ich würde mich gerne ein bisschen hinlegen – im Spital kommt zu diesem Zeitpunkt gerade der nächste Besuch in Ihr Zimmer. (Ganz abgesehen von den Besuchern der anderen Mütter.)

Nützliche Hilfe

Zusätzlich gibt es zu Hause die Möglichkeit Freundinnen „einzusetzen“. Wenn eine gute Freundin anbietet zu helfen, könnten Sie sie um zielgerichtete Hilfsdienste bitten (wie zum Beispiel einen Topf Suppe zum gemeinsamen Mittagessen oder um Beschäftigung der größeren Geschwister auf dem Spielplatz).

Meistens sind viele Freunde oder Verwandte froh, et-

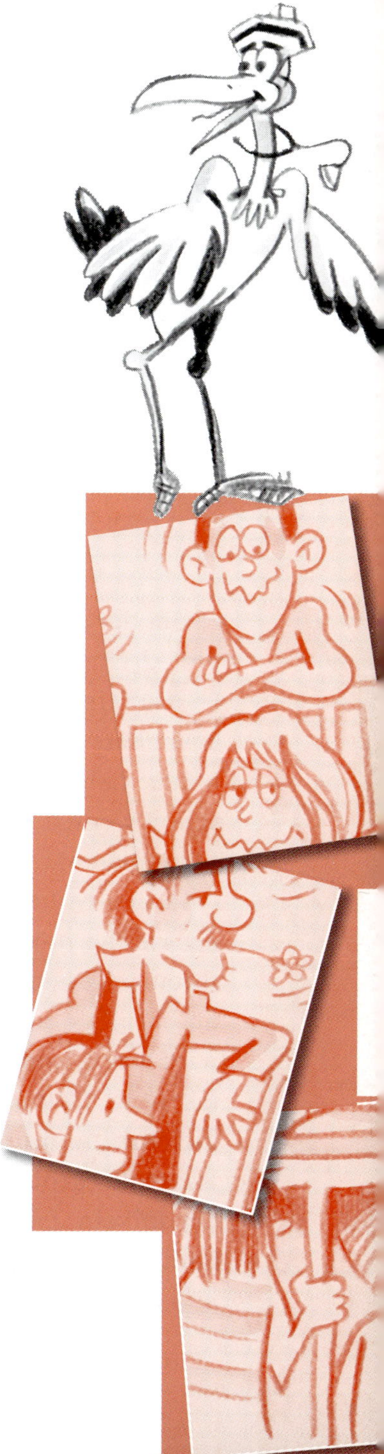

was Sinnvolles tun zu können, anstatt den hundertsten Strampelanzug in ein überfülltes Krankenzimmer mitzubringen.

Was braucht man noch zur ambulanten Geburt?

Voraussetzung für eine ambulante Geburt ist, dass der Partner oder eventuell eine andere Ihnen sehr positiv nahestehende Person eine Woche Urlaub hat. Das heißt aber keineswegs, dass der Partner die medizinische Betreuung der Frau zu übernehmen hat – das macht alles die Hebamme. Nach einigen Tagen müssen Sie einmal zum Kinderarzt (oder der Kinderarzt kommt ins Haus).

Es ist aber schon wichtig, die Frau in den ersten Tagen nicht ganz alleine zu lassen. Es ist für mich bemerkenswert, dass trotz aller vorher bestehender Zweifel (und das erlebe ich nur selten anders) – nachher bisher wirklich auch 100% der Väter total begeistert waren von der ambulanten Geburt. Ist ja auch verständlich, da sie wesentlich unmittelbarer und persönlicher mit eingebunden sind in die ersten Tage des Kindes und nicht als „Besucher bei der eigenen Frau" erscheinen.

Geschwister vom ersten Tag an

Ein ganz wichtiges Thema sind auch die Geschwister! Der häufigste Ausspruch vor der Geburt wenn es um das Thema der ambulanten Geburt geht, ist, dass sich die Frau doch ein paar Tage im Spital erholen soll, bevor sie mit dem Neugeborenen heim zur Familie geht. Tatsächlich findet diese Erholung im Spital jedoch erfahrungsgemäß oft nicht statt!

Stellen Sie sich folgendes Szenario vor: Es gibt schon ein zweieinhalbjähriges Kind. Es ist Winter, die Eltern wohnen dreißig Minuten entfernt vom Krankenhaus. Der Kindesvater muss das Kind anziehen (im Glücksfall ohne das Kind vorher vom eigentlich noch nicht beendeten Mittagsschlaf aufzuwecken). Er fährt mit dem Kind ins Krankenhaus. Dort ist – wenn zufällig gerade kein anderer Besuch da ist – die Mutter in einem dem Kind fremden Zimmer, im Nachthemd, sie hat ein anderes kleines Kind im Arm. Es sind auch noch andere Leute im Zimmer. Spielsachen gibt es hier eigentlich nicht, auch keine gewohnte Umgebung, man muss leise sein, man darf nicht herumlaufen – und die Mama, die bis dahin fast noch nie von zu Hause weg war, kommt nachher nicht mit nach Hause.

Tipp

Bei der ambulanten Geburt entbinden Sie zum Beispiel um 22 Uhr, gegen 2 Uhr morgens fahren Sie wieder nach Hause (ein paar Stunden nach der Geburt sind die Frauen besonders fit, nach 6–7 Stunden werden sie dann wieder müde, daher ist es meistens wirklich besonders günstig schon wenige Stunden nach der Geburt wieder nach Hause zu gehen).

Harmonisch zu Hause

In den frühen Morgenstunden – wenn Sie gerade wieder richtig müde werden nach der Geburt – liegen Sie in Ihrem eigenen Bett zu Hause, Ihr Partner kocht Kaffee und bringt ein kleines Frühstück ans Bett, Ihr erstes Kind wird wach, kommt ins Schlafzimmer und kriecht zu Ihnen ins Bett. Es begutachtet den Neuankömmling, kuschelt gleichzeitig mit der Mama im wohlbekannten Elternbett. Wenn das große Geschwisterchen genug hat, geht es wieder in sein Zimmer, spielt in gewohnter Umgebung und kommt zwischendurch wieder schauen, was die Mama und der Papa da machen mit dem Neuankömmling.

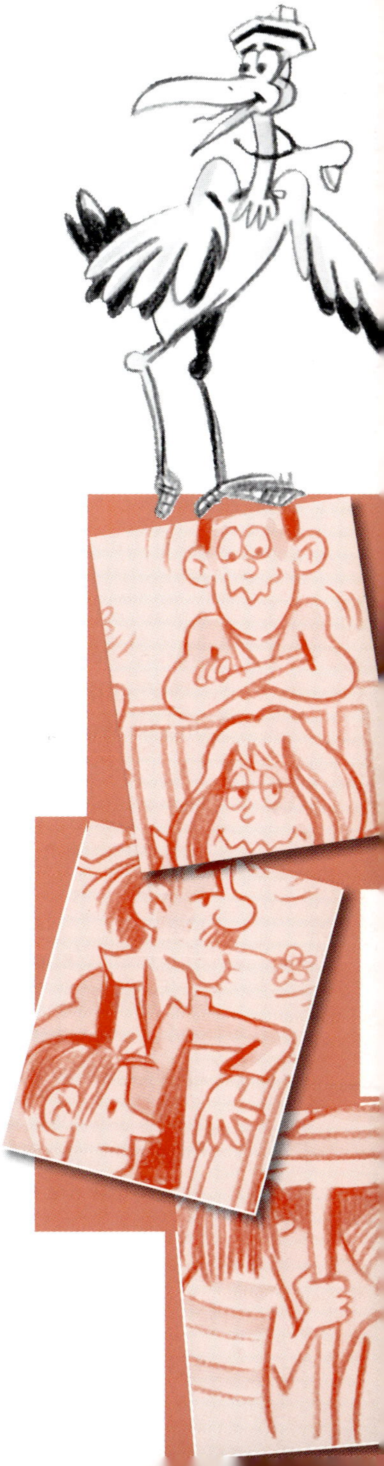

Jetzt einmal ehrlich – was ist natürlicher?

Die Bedenken

Alle, die eine ambulante Geburt noch nicht kennen, haben Bedenken. Wer schon Kinder hat, denkt an die sogenannte Erholung im Spital und die Erstgebärenden glauben, sie schaffen das nicht allein zu Hause.

Aber Sie sind eben nicht allein und haben – ob Sie im Spital sind oder zu Hause, – in jedem Fall Hilfe und Unterstützung.

Aus meiner langjährigen Berufserfahrung kann ich Ihnen einfach nur berichten, dass bisher wirklich alle, die ich persönlich kenne und von denen ich weiß, dass die ambulante Geburt gut vorbereitet war, danach begeistert waren. Sowohl die Frauen als auch die Männer und auch die – meist vorher überaus skeptischen – Großeltern waren von der ambulanten Geburt begeistert.

Sie sind nicht einfach nur ein bisschen früher daheim!

Eine Sache ist mir in diesem Zusammenhang noch besonders wichtig:

Die ambulante Geburt ist etwas völlig anderes, als einfach „ein bisschen früher nach Hause zu gehen." Viele sagen nämlich „wir schauen einfach einmal, und wenn ich es im Spital nicht mehr aushalte, kann ich ja immer noch nach Hause gehen."

Vor allem Frauen, die schon Kinder haben, stellen sich das gerne so vor. Doch in der Realität ist dies meist so, dass diese Frauen gerade dann nach Hause gehen, wenn ihnen der Spitalsalltag nach ein bis zwei Tagen einfach zu viel wird. Allerdings haben sie dann in der Folgezeit keine nachbetreuende Hebamme. Untersuchungen, die im Spital meist am dritten Tag nach der Geburt durchgeführt werden, sind dann noch ausständig. Und auch der Partner, die Geschwister und die restliche Verwandtschaft sind nicht darauf vorbereitet. Oft führt gerade diese Situation dann zu einem nicht unbeträchtlichen Chaos zu Hause und ist dadurch unweigerlich mit Stress verbunden.

Rechtzeitig planen!

Dies hat allerdings nichts mit der geplanten ambulanten Geburt zu tun!

Aus der Praxis: Eine meiner Privatpatientinnen brachte Zwillingsbuben zur Welt. Sie hatte bereits einen vierjährigen und einen zweijährigen Sohn. Bei den älteren Söhnen war sie nach der Geburt im Spital geblieben. Der Gedanke an die Zwillingsgeburt füllte ihre Schwangerschaft bereits aus und so wollte ich sie nicht damit bedrängen, sich nach einer ambulanten Geburt das Szenario mit vier kleinen Kindern zu Hause unmittelbar nach der Geburt auszumalen.

Am Tag nach der Geburt fand ich die Mutter etwas traurig in ihrem Bett vor. Sie sagte „Wissen Sie, am liebsten würde ich ja nach Hause gehen“. Als große Befürworterin der ambulanten Geburt setzte ich alle Hebel in Bewegung, um ihr doch ein Heimgehen zu ermöglichen – obwohl es, wie schon gesagt, wesentlich besser und einfacher ist, diese Vorbereitungen schon möglichst lange vor der Geburt zu treffen.

Glücklicherweise fanden sich sowohl eine – ganz besonders tolle – Hebamme für die Nachbetreuung, als auch eine liebe Ärztin für die Erstuntersuchung der Zwillinge zu Hause.

Der Ehemann, den wir mit der Nachricht überraschten, dass er seine Familie gleich mit nach Hause nehmen könne, lächelte nur und sagte: „Na gut, wenn Sie meinen.“ Natürlich wartete ich gespannt auf einen Bericht, wie es der Familie ergangen ist.

Eine Woche später rief mich die Frau an und sagte zu mir „ich muss Ihnen sagen, das war eine der schönsten Wochen in meinem Leben!“.

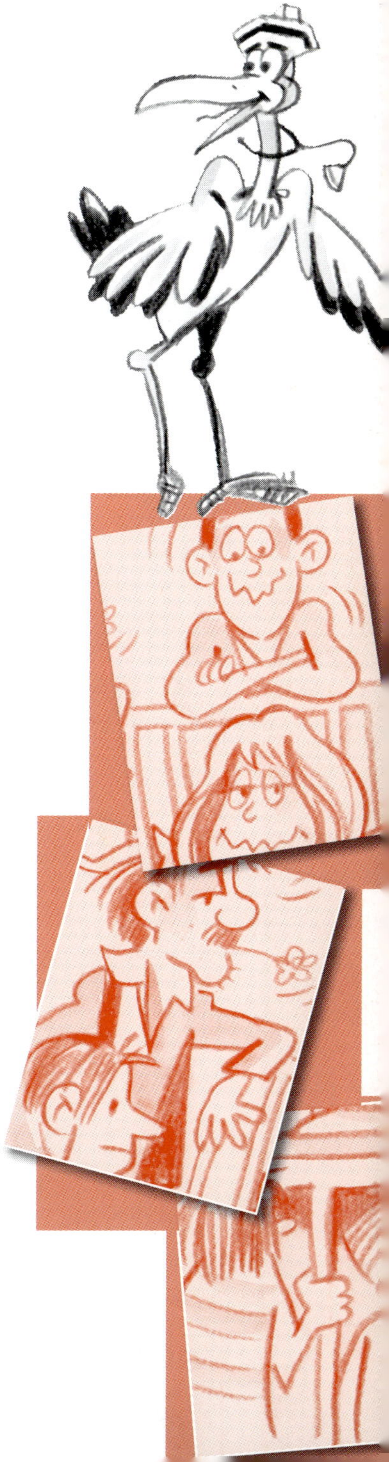

Ich möchte Ihnen also raten, sich zumindest schon rechtzeitig während der Schwangerschaft nach dieser Möglichkeit zu erkundigen – das verpflichtet Sie zu gar nichts, bietet Ihnen aber die Möglichkeit rechtzeitig die freie Wahl zu haben, wenn sich herausstellt, dass die ambulante Geburt doch das Richtige für sie ist.

Tipps für den Kreißsaal

Kleidung: Im Kreißzimmer ist es ganz günstig sich die Nachthemden vom Spital geben zu lassen. Diese sind schön groß und aus angenehmer Baumwolle. Das ist wichtig weil man sich bei der Geburt leicht beengt fühlt und es den Müttern auch sehr warm ist. Bei der Geburt ist man ohnedies mit anderem beschäftigt, da sollte die Kleidung einfach kein Störfaktor sein. Noch ein Vorteil des Krankenhausnachthemdes: man muss es nicht selber waschen. Wenn Sie über geeignete Kleidung verfügen, können Sie natürlich auch diese mitnehmen.

Musik: Oft hört man auch, wie positiv sich Musik auswirkt. Natürlich können Sie Ihre Lieblingsmusik jederzeit mitnehmen - es ist aber erstaunlich, wie oft man die dann gar nicht hören will.

Ich rate dazu, im Kreißzimmer nur Musik aufzulegen, bei der man nicht richtig hinhören muss, die also hauptsächlich als softe Hintergrundmusik dient. Es gibt dazu zahlreiche beruhigende CDs, die auch in den meisten Kreißzimmern aufliegen. Wird eigene Musik mitgebracht, freuen sich meistens vor allem die Hebammen und Ärzte, weil sie wieder einmal etwas anderes hören.

Manche Paare nehmen sich eine Musik mit, die wir dann gleich spielen sollen, wenn das Baby da ist – sozusagen zum Empfang. In diesem Falle ist es günstig das vorher mit der Hebamme oder dem Arzt zu besprechen – denn die Eltern vergessen dann in der Aufregung meistens darauf, die Musik einzulegen.

Tipp

IV. Die werdenden Väter

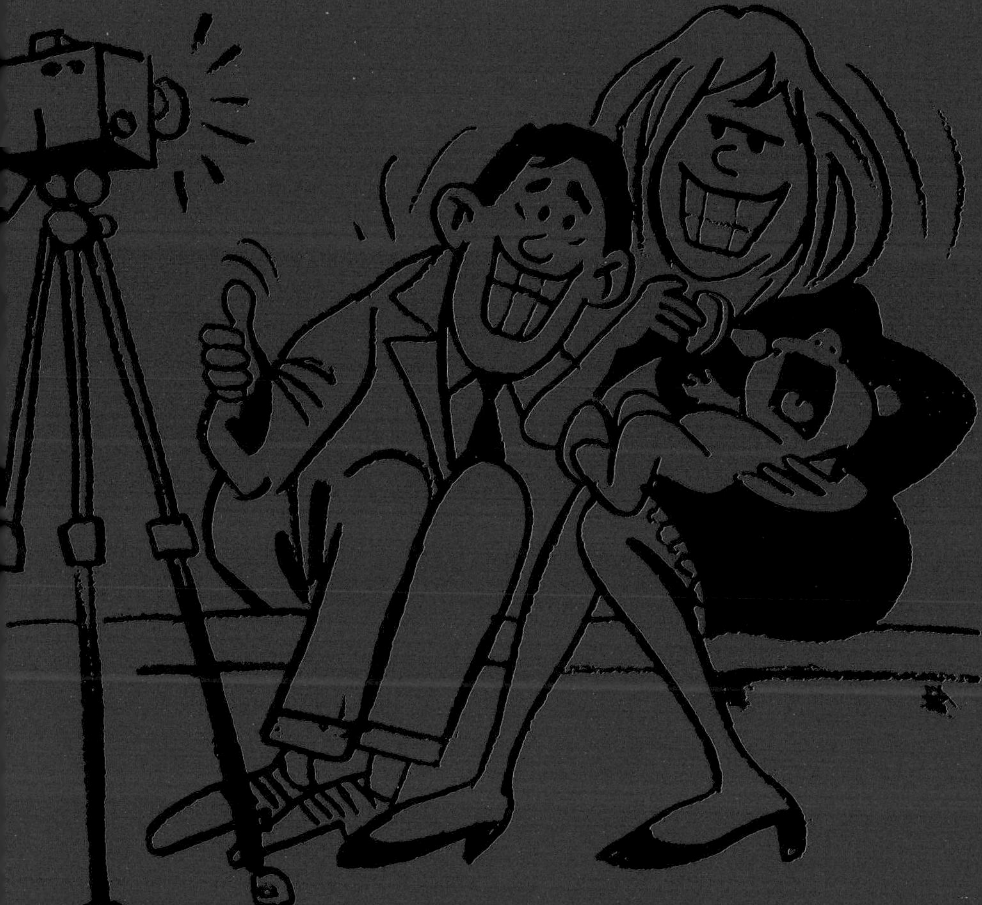

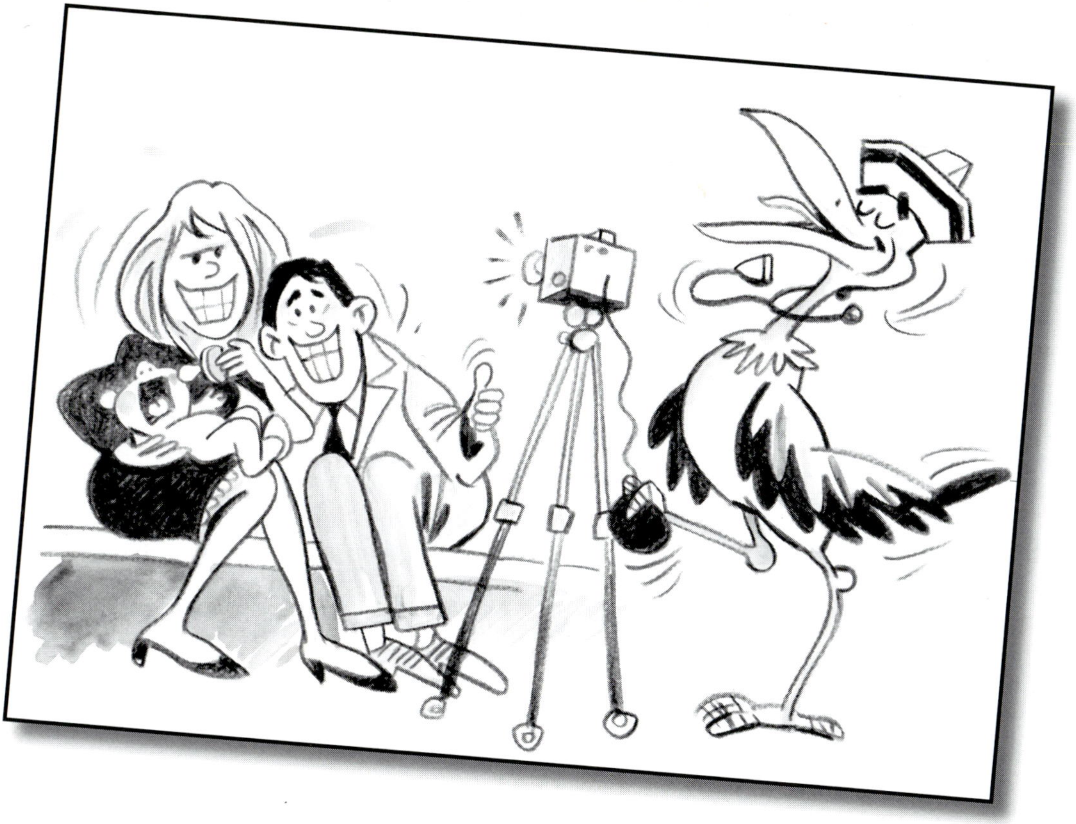

Die werdenden Väter

Die Väter nehmen für mich eine besonders wichtige Rolle ein und deshalb soll ihnen hier ein eigenes Kapitel gewidmet werden.

Vor etwa zwanzig bis dreißig Jahren war es überhaupt keine Frage, dass die Väter bei der Geburt nicht dabei sein durften. Aus Filmen kennen wir doch alle den „typischen" Vater, der voll nervöser Sorge den Gang im Krankenhaus auf und ab läuft – und später mit den schulterklopfenden Freunden eine Zigarre raucht.

Etwas später war es dann teilweise so – wie ich erst vor kurzem ziemlich schockiert zur Kenntnis genommen habe – dass die Väter sogar dafür bezahlen mussten (!) bei der Geburt ihres eigenen Kindes dabei zu sein. Können Sie das auch nicht glauben? – Mir ging es genauso, aber ich sprach unlängst mit einem etwas älteren Herrn über Geburten und er erklärte mir „wir konnten uns das damals leider nicht leisten, dass ich bei der Geburt meiner Kinder dabei war." Auf meinen etwas erstaunten Blick erklärte er mir eben, dass das damals ziemlich teuer war.

Wie Sie es möchten!

Offenheit ist wichtig!

Die Zeiten haben sich geändert, oder?

Was war das nur für eine intolerante und rückständige Zeit! – schimpfen wir heute darüber, dass der Mann bei der Geburt nicht dabei sein sollte.

Doch sind wir heute wirklich toleranter? Kann sich ein Mann heute – im Gegensatz zu damals – wirklich aussuchen, ob er bei der Geburt dabei ist oder nicht? Meiner Meinung nach ist es heute genau umgekehrt: Heute „muss" ein Mann fast bei der Geburt seines Kindes dabei sein. Wagt ein Mann heute auch nur anzudeuten, dass er bei der Geburt vielleicht nicht dabei sein will, erntet er mit Sicherheit erstaunte bis indignierte Blicke aus seiner gesamten Umgebung.

Sprechen Sie offen darüber!

Ich finde es ausgesprochen schön, wenn die Männer bei der Geburt dabei sind. Sie leisten durch ihre Anwesenheit einen ganz speziellen und besonderen Beitrag.

Dies gilt allerdings nur, wenn sowohl die Frau als auch der Mann sich mit dieser Situation wohl fühlen. Es ist nichts dabei, wenn ein Paar für sich beschließt, das anders zu handhaben. Das Beste ist es wohl, offen über seine Gefühle zu sprechen. Genauso wie die Frau darf auch der Mann Angst haben vor der Situation der Geburt und vielleicht auch davor, dass er nicht mehr für seine Frau tun kann, als eben nur da zu sein, während sie Schmerzen hat. Manchen Frauen ist es einfach auch lieber, wenn ihr Partner nicht dabei ist, weil sie dann ungehemmter sind und manchen Männern ist es einfach lieber, sich auf die „traditionelle" Rolle bei der Geburt zu beschränken.

Das alles haben nur Sie und Ihr Partner zu entscheiden!

Selbstverständlich ist es heute auch jederzeit möglich eine andere Bezugsperson zur Geburt mitzunehmen – zum Beispiel eine sehr gute Freundin. Wovon wir allerdings eher abraten ist, dass diese Bezugsperson während der Geburt zu oft wechselt, das bringt meistens eher Unruhe für die gebärende Frau.

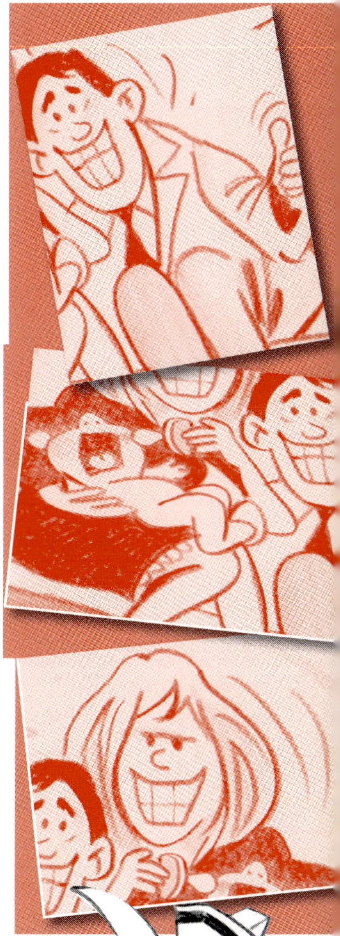

Die Geburt selbst kann man nicht üben

Oft kommt es vor, dass die Männer der Frau bei der Geburt gerne auch aktiv helfen wollen. Sie haben ja schließlich und endlich in den vielen Vorbereitungskursen und Massageabenden viel gelernt. Was aber recht häufig vorkommt ist, dass Frauen unter der Geburt ganz anders reagieren als eben ohne Wehen am Abend zu Hause vor dem Fernseher, wo es einfach ganz besonders angenehm ist, zum Beispiel den Rücken massiert zu bekommen. Die Männer versuchen dann oft im Kreißzimmer zu wiederholen, was wochenlang zu Hause so geübt und gelobt wurde. Doch siehe da, gar nicht so wenige Frauen finden manches plötzlich ganz unangenehm. Dazu kommt dann,

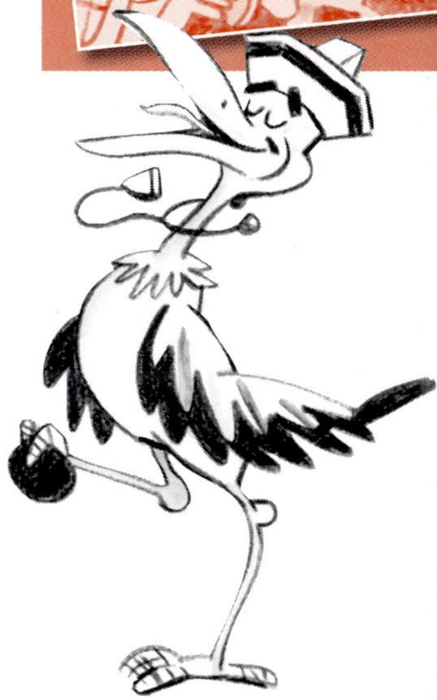

dass Frauen, die gerade starke Wehen haben, nicht unbedingt auf die Formulierung „Schatzilein, ich finde das ganz lieb von dir aber im Moment ist das nicht so angenehm" zurückgreifen, sondern sich durchaus auch etwas handfesterer Ausdrücke bedienen. Die Männer sind dann oft etwas verstört.

Tipps

- *Setzen Sie sich schon vor der Geburt damit auseinander, dass Ihre pure Anwesenheit von unschätzbarem Wert ist. Sie müssen nichts tun – Sie müssen auch nichts Bestimmtes sagen.*
- *Gut gemeinte Ratschläge während der Geburt, wie „Du musst dich jetzt einfach nur entspannen" kommen manchmal gar nicht so richtig gut an!*
- *Sie müssen, wenn Sie und Ihre Frau das so wollen, „einfach" nur da sein.*
- *Sie dürfen sich auch fürchten, Sie dürfen sich vorher ruhig zumindest fragen, ob Sie da wirklich mit wollen.*
- *Sie dürfen dann auch gerührt sein, wenn Ihr Kind plötzlich auf der Welt ist.*
- *Vor allem aber: Sie müssen nicht vorher genau schon wissen was Sie denken und was Sie fühlen werden. Nur den Namenswunsch sollten Sie sich schon vorher gut überlegen – da geben die Männer nämlich im Kreißzimmer meistens nach ;-)*
- *Paarvorbereitungskurse können sehr hilfreich dabei sein, auf die Fragen der werdenden Väter einzugehen. Außerdem helfen diese Kurse den Männern auch oft, die werdenden Mütter und ihre Fragen besser zu verstehen.*

- *Auch der Mann ist oft viele Stunden mit seiner Frau im Kreißzimmer. Daher ist es auch für ihn sehr wichtig, die richtigen Sachen mitzuhaben: bequeme Schuhe, gemütliche eher leichte Kleidung, denn im Kreißzimmer ist es oft sehr warm, eigene CD's und Müsliriegel oder Ähnliches zur raschen Stärkung zwischendurch.*
- *Übrigens: Dem Mann stehen nach der Geburt drei Tage Urlaub als sogenannter Sonderurlaub zu und zehn Tage Pflegeurlaub – erkundigen Sie sich zeitgerecht in Ihrem Personalbüro.*

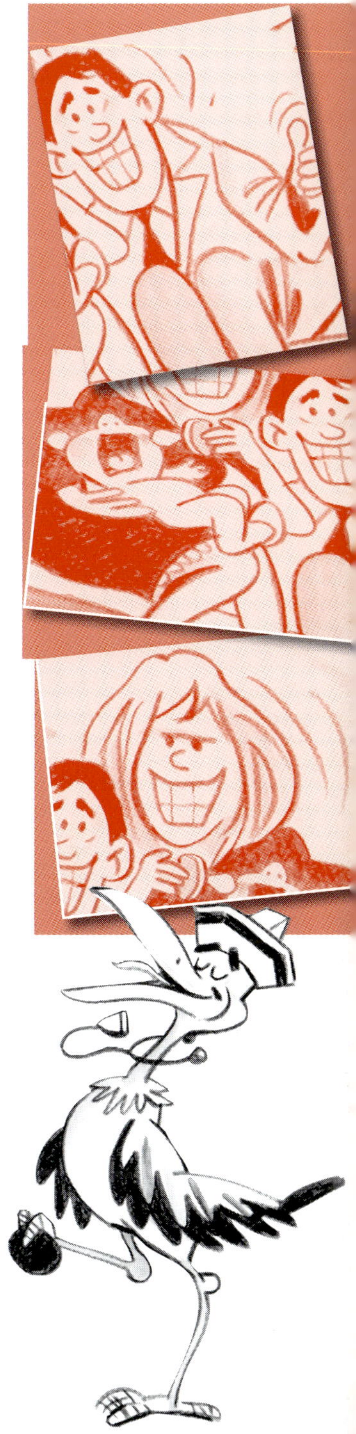

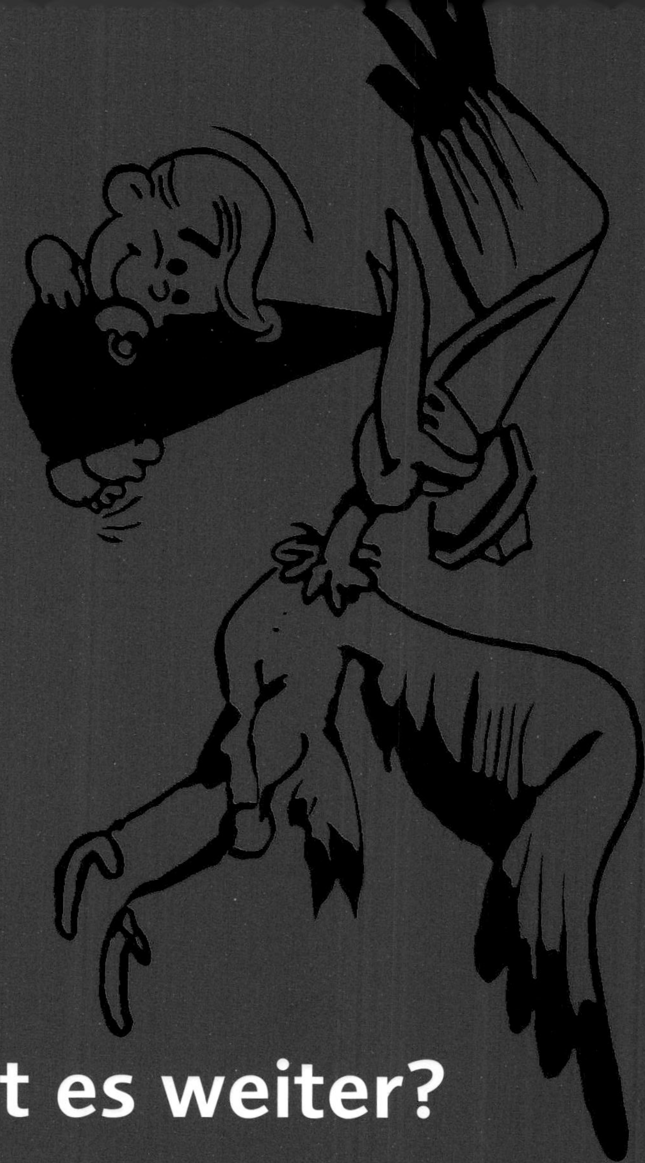

V. Und wie geht es weiter?

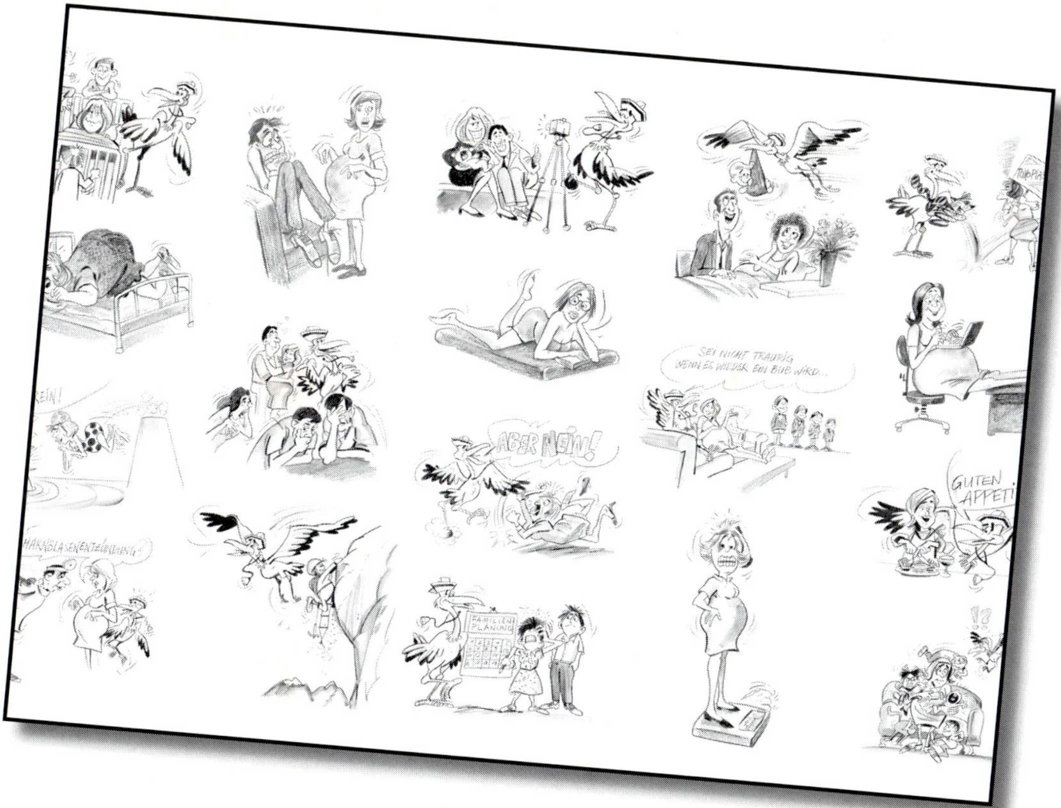
SEI NICHT TRAURIG
WENN ES WIEDER EIN BUB WIRD...
ABER NEIN!
FAMILIEN PLANUNG
GUTEN

Und wie geht es weiter?

Erst jetzt seit der dritten Auflage wage ich mich an dieses Thema – und auch jetzt denke ich noch, dass es eigentlich ein Kapitel ist, das Sie erst nach der Geburt lesen sollten. Vielleicht sollten Sie also tatsächlich versuchen, das Buch jetzt noch einmal weg zu legen und es erst nach der Geburt Ihres Kindes wieder in die Hand nehmen. Wie komme ich zu diesem Schluss? Ich habe eine Zeit lang versucht, schon während der

Schwangerschaft meine werdenden Mütter (und natürlich auch Väter) darauf vorzubereiten, dass die Zeit nach der Geburt nicht immer einfach ist. Dabei habe ich die Erfahrung gemacht, dass mich die meisten ziemlich verständnislos angeschaut haben (zumindest die Erstgebärenden). Ich hatte auch das Gefühl, dass sich einige gedacht haben „Warum will sie mir die Zeit nach der Geburt mit meinem Kind mies machen?“ Das will ich natürlich nicht. Und ich denke heute, nach tatsächlich schon vielen Jahren der Erfahrung, dass es natürlich und vor allem auch gut ist, dass wir unsere Gedanken nicht immer allzu weit in die Zukunft schicken. Oft ist es besser, wenn wir uns zunächst einmal damit beschäftigen, was jetzt unser momentanes oder nächstes Ziel ist. Und das ist während der Schwangerschaft ganz zweifellos einmal die Geburt eines gesunden Kindes. Aber dennoch gibt es sie, die Zeit danach. Und was möchte ich Ihnen eben trotzdem für diese Zeit mit auf den Weg geben?

Die ersten Stunden

Die ersten Stunden nach der Geburt sind ganz zweifellos etwas ganz Besonderes. Ich staune immer wieder, wie selbst ich nach mehreren tausend Geburten, bei denen ich dabei sein durfte, nach der Geburt eines Kindes fassungslos bin über dieses unendliche Wunder, dass da ein ganz neues und einzigartiges Kind geboren wurde. Im ersten Moment kann man es wirklich kaum glauben – und dann oft, eine halbe Stunde später, kann man sich gar nicht mehr vorstellen je ohne dieses neue kleine Wesen gelebt zu haben. Die Erleichterung über die gut gegangene Geburt, über das Nachlassen des Wehenschmerzes, das unendliche und unfassbare Glück – sicher ein ganz besonderer Moment. Dieses Glück möchte man natürlich für den Rest des Lebens festhalten, und bis zu einem gewissen Grad ist das auch sicher möglich. Trotzdem ist, wie immer im Leben, nicht alles nur einfach.

Die ersten Tage

In den ersten Tagen gilt es, das kleine neue Wesen kennen zu lernen und die Beziehung wachsen zu lassen. Dabei ist uns oft der hohe Anspruch, den besonders Mütter an sich selbst stellen, im Weg. Da ist die große Frage Stillen: Viele Frauen denken, und das natürlich mit Recht – Stillen sei die natürlichste Sache der Welt. Das ist auch ganz richtig, lässt aber nicht zwangsläufig den Schluss zu, dass es deswegen auch immer ganz einfach sein muss. Auch Stillen muss zum Teil erlernt werden – oder vielleicht sollte ich es besser so ausdrücken: Auch beim Stillen kommt es, wie dann später bei ganz vielen anderen Dingen, darauf an, dass Sie das ganz eigene Wesen Ihres einzigartigen Kindes kennen lernen und sich langsam aufeinander einstellen. Kinder haben nicht immer von Anfang an ständig Hunger, sie wollen daher auch nicht immer alle dauernd gleich lange und gleich stark an der Mutterbrust saugen. Was sie ganz sicher wollen und brauchen ist Sicherheit, und auch die bedeutet nicht für jedes Kind das Gleiche.

Darüber hinaus muss sich das Kind an eine völlig neue Situation gewöhnen, an Licht, an andere Temperaturverhältnisse, andere Geräuschpegel, an die Luft und vieles mehr. Was hilft also uns, wenn wir uns in einer völlig neuen Situation befinden? Normalerweise hilft es uns, zumindest das eine oder andere Vertraute um uns herum zu spüren. Viele gehen lieber zu zweit an einen neuen Ort als

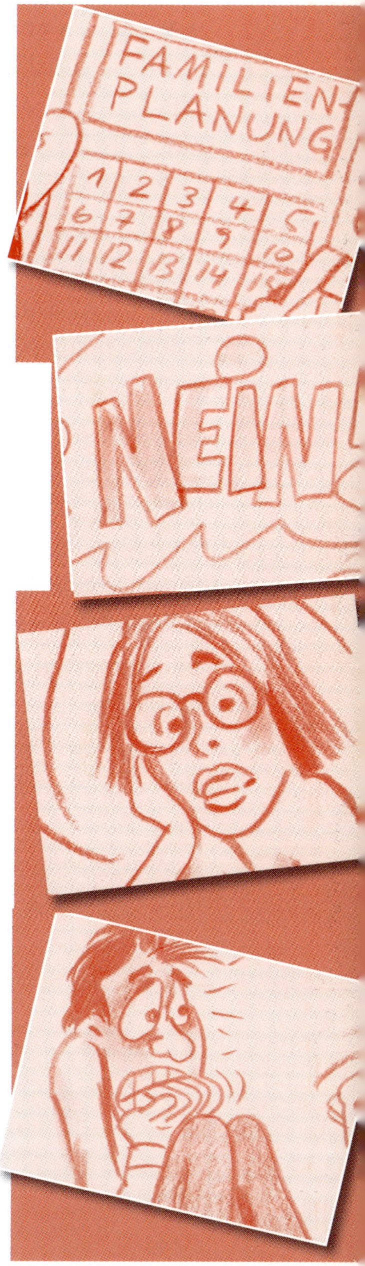

alleine, viele sind froh, auf einem großen Fest jemanden zu entdecken, den sie schon kennen u.s.w. Das heißt, Ihr Kind, das neun Monate lang ständig ganz in Ihrer Nähe war, wird vor allem einmal in den verschiedensten Situationen Ihre Nähe suchen. Nicht ständig, und nicht jedes Kind gleich. Aber wenn es das Bedürfnis nach Ihrer Nähe hat, wird es dies auf irgendeine Art und Weise äußern. Und ein Moment, in dem das Kind ganz sicher spürt, dass es bei seiner Mutter ist, ist dann, wenn es an der Brust saugt. Dieses Saugen ist also, vor allem in den ersten Tagen, nicht immer mit Hunger verbunden sondern mit der Suche nach Nähe und Geborgenheit. Versuchen Sie deshalb von Anfang an, und das wird nicht sehr leicht gelingen, sich keinen all zu großen Druck zu machen, was das Stillen betrifft. Vieles braucht einfach Zeit und auch ein bisschen Übung – und das Kind verhungert nicht gleich, wenn es einmal ein paar Stunden nicht saugen wollte. Wenn ein Kind weint, kann das viele andere Dinge bedeuten. Ganz oft ist es einfach der Wunsch nach Kuscheln und gehalten werden. Und mit der Zeit werden Sie immer schneller und leichter wissen, was Ihr Kind gerade möchte und werden mit Ihren elterlichen Instinkten sehr gut darauf reagieren können.

Die Besuche …

Noch ein besonders wichtiges Thema in den ersten Tagen sind die Besuche. Ich habe es schon im Kapital über die ambulante Geburt erwähnt, möchte aber hier an dieser Stelle noch einmal extra darauf hinweisen. Besuche im Wochenbett sind etwas, was die meisten Frauen sehr anstrengt, auch wenn Sie sich das vorher überhaupt nicht vorstellen können. Der Aberglaube, dass Sie „nichts zu tun haben“, vor allem wenn Sie ein paar Tage im Spital sind, wird sich ganz rasch als falsch erweisen. Die vielen lieben Leute, die Sie sich vorher in Ihrer Fantasie herbeigesehnt haben, werden sich als enorme Belastung herausstellen. Sprechen Sie mit Frauen, die schon Kinder geboren haben, die meisten werden Ihnen dies bestätigen. Ich rechne jetzt nicht damit, dass mir das Frauen, die ihr erstes Kind bekommen, einfach so glauben, weil ich das hier herein schreibe. Vielleicht ist es ja gerade bei Ihnen doch anders. Was ich Ihnen rate, ist lediglich: Sollte sich dann im Wochenbett doch herausstellen, dass ich recht hatte, dann nehmen Sie all Ihren Mut zusammen und schicken ein SMS an alle Freunde und Verwandte, dass Sie jetzt einmal bis auf weiteres keinen Besuch haben wollen. Gleich, ob Sie glauben, dass diese Freunde Verständnis dafür haben oder nicht. Das ist auch eine Aufgabe, die der Partner gut erledigen kann – und wenn alles nichts hilft, sage ich meinen Privatpatientinnen immer, sie sollen einfach mich vorschützen und behaupten, ich hätte als Ärztin den Besuch verboten. Und dann lassen Sie wirklich nur mehr die beste Freundin oder die Mama kommen und es wird Ihnen viel besser gehen.

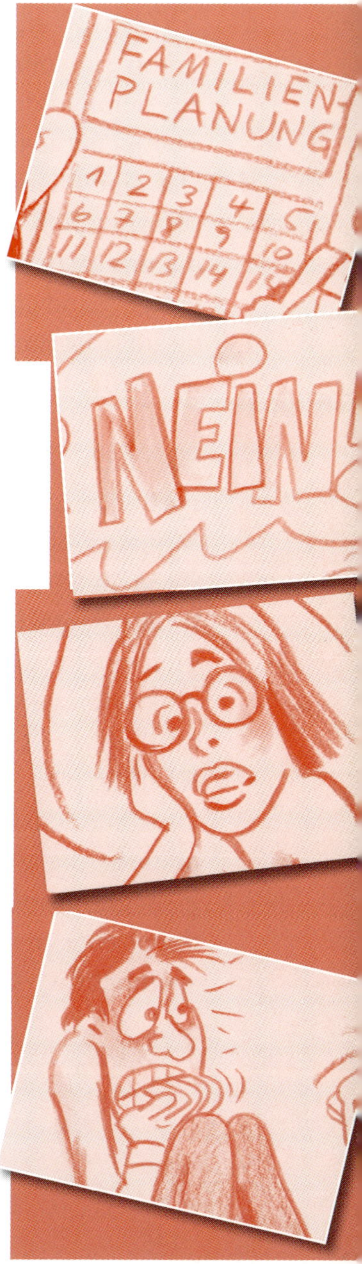

Die ersten Monate

Vermutlich könnte man über die ersten Monate ein ganz eigenes Buch schreiben (es gibt übrigens schon ein sehr nettes: „Honigmilch für Mama“ ebenfalls aus dem Goldegg Verlag). An dieser Stelle will ich nur ein Thema herausgreifen, das mir besonders am Herzen liegt: Das sind wieder einmal die Ansprüche, die Mütter an sich selbst stellen, wenn sie ein Kind geboren haben. Frauen, die das erste Kind bekommen, können sich das Leben mit einem Kind natürlich vorher nicht wirklich vorstellen – und das ist zum Teil auch gut so. Denn man kann die vielen Aufgaben in dem Moment, in dem sie sich wirklich stellen, viel besser lösen als in der Fantasie. Das führt aber dazu, dass viele Erstgebärende, besonders, wenn sie vorher berufstätig waren, denken, dass sie in den ersten Monaten ein ziemlich leichtes Leben haben werden, da sie ja „nur“ zuhause sind und auch „nur“ ein Kind haben. In der Fantasie ist das also oft eine Zeit, in der man sich viel mit Freundinnen trifft, spazieren geht, ein bisschen einkaufen geht und sonst macht man es sich zuhause gemütlich. Gott sei Dank stimmt vieles davon auch in der Realität, nur eben ein bisschen zurecht gerückt durch den Umstand, dass ab der Geburt Ihres ersten Kindes jemand anderer die Zeiteinteilung übernimmt. Sie können sich also gerne mit Freundinnen etwas ausmachen – sollten dabei aber immer im Hinterkopf haben, dass das Treffen vielleicht wirklich klappt, vielleicht aber auch nicht.

Machen Sie nicht zu viele Pläne!

Was will ich damit ganz konkret sagen: Machen Sie für die ersten drei Monate möglichst keine Pläne. Schauen Sie zunächst einmal, dass Sie in Ruhe Ihr Kind versorgen können, und wenn sich dann zusätzlich noch etwas ausgeht wie Haushalt, Freundinnen treffen u.s.w, dann ist das einfach fein. Falls sich davon in den ersten Monaten nur ganz wenig ausgeht, werden Sie es ein paar Monate später problemlos nachholen. Und tappen Sie dabei möglichst nicht in eine sehr, sehr häufige Falle: Fast alle Mütter glauben immer, die anderen können es besser oder nehmen es leichter. Es scheint unter Müttern so etwas wie einen „Ehrenkodex" zu geben der sagt: Ich habe ein gesundes Kind also muss ich mit meinem Leben zufrieden sein und darf mich nicht beklagen. Das führt sehr häufig dazu, dass Mütter, die sich treffen, sich nicht trauen ehrlich zu sagen, wie es ihnen geht und daher bei den anderen immer den Eindruck erwecken, es sei alles kein Problem. Wie oft höre ich in der Ordination den Satz „Warum ist das bei mir so ein Problem?". Meine Standardantwort lautet „weil es bei den anderen genau dasselbe Problem ist".

Noch einmal zusammengefasst: Die ersten Monate nach der Geburt sind ganz sicher eine sehr schöne Zeit – aber auch eine mit großen Herausforderungen und Aufgaben, die Sie nicht immer vom ersten Moment an perfekt schaffen müssen. Holen Sie sich Rat und Hilfe und verlangen Sie nicht mehr von sich selbst als für einen normalen Menschen möglich ist. Mit der Zeit wird wirklich alles viel selbstverständlicher und man geht an viele Sachen gelassener heran als am Anfang.

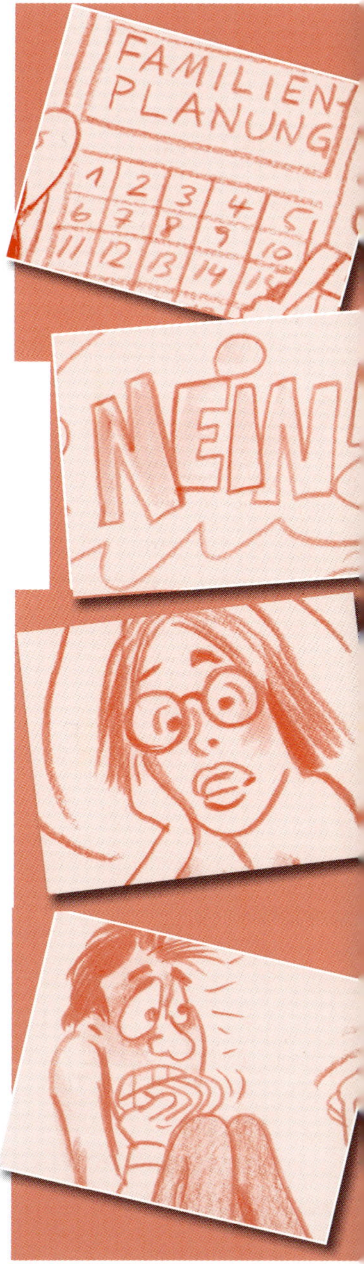

Schluss

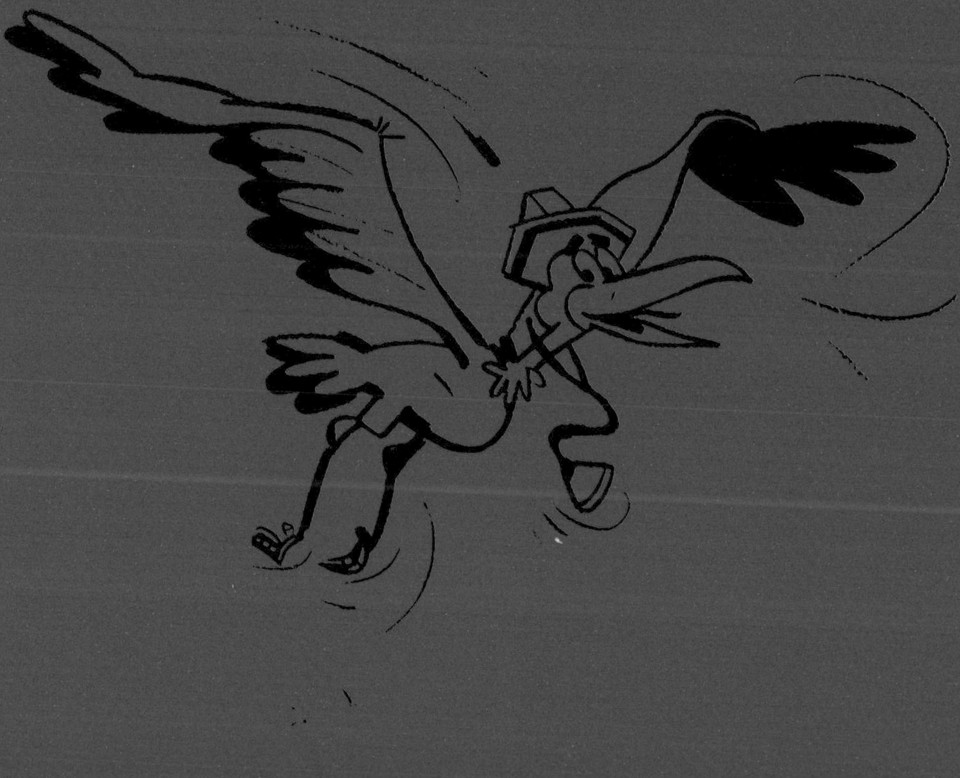

Literaturliste zu Schwangerschaft und Geburt

Oft werde ich um Literturempfehlungen gebeten. Nun diese Frage ist aus meiner Sicht ganz schnell beantwortet: Lesen Sie Harry Potter oder die Tageszeitung oder irgendeinen schönen Liebesroman.

Aber lesen Sie möglichst wenig Bücher, die sich spezifisch mit Schwangerschaft und Geburt befassen – obwohl ich mich natürlich freue, dass Sie dieses Buch gelesen haben!

Noch weniger rate ich Ihnen, ins Internet zu schauen, auch wenn das heute sehr schwer fällt. Suchen Sie sich gute ärztliche Betreuung und eine erfahrene Hebamme, wenden Sie sich an eine (und damit meine ich die Zahl „eine“) gute Freundin, die möglichst selbst schon ein Kind hat.

Versuchen Sie nicht, alle Probleme mit allen zu besprechen. Es gibt nämlich kaum ein Thema, bei dem jeder und jede so sehr weiß, was alles nicht sein darf und was unbedingt sein muss.

Natürlich gibt es gute Literatur zu diesem Thema, doch ich möchte Ihnen hier keine einzelnen Bücher nennen.

Grundsätzlich werden Sie auch sehr gut auskommen, ohne alles nachzulesen.

Viel wichtiger ist es, ein Buch zu lesen, das Sie entspannt. Dies ist für Ihre Schwangerschaft mehr von Nutzen, als wenn Sie viele fachspezifische Bücher lesen.

Was Sie allerdings tun könnten: Schreiben Sie selbst nieder, wie es Ihnen geht, was Sie für Ängste haben, worauf Sie sich besonders freuen, wie Sie sich das Leben mit Ihrem Kind vorstellen.

Das ist bestimmt spannender und zum Teil auch erheiternder, vielleicht auch bewegender als alles, was Sie woanders nachlesen könnten.

Liebe Leserin,
lieber Leser,

Ich danke Ihnen für Ihre Aufmerksamkeit und Ihr Interesse, mit dem Sie mir bis zum Schluss dieses Buches gefolgt sind!

Vielleicht sind Sie in der Diskussion mit anderen Müttern, mit der Sie betreuenden Ärztin oder Ihrem Arzt bei manchen Themen auf abweichende oder sogar gänzlich gegensätzliche Meinungen oder skeptische Fragen gestoßen. Lassen Sie sich dadurch bitte nicht verunsichern. Beim Thema Schwangerschaft gibt es in vielen Dingen unterschiedliche Auffassungen. Das Wichtigste für Sie ist die Betreuung durch ein kompetentes Team, dem Sie wirklich vertrauen!

Ich habe mich in diesem Buch bewusst auf Kapitel beschränkt, die nach meiner langjährigen Erfahrung als praktizierende Gynäkologin die häufigsten Unsicherheiten aufwerfen. Alle Fragen, die ich in diesem Buch behandelt habe, beantworte ich in meiner Ordination in den persönlichen Gesprächen mit werdenden Eltern genauso. Mein größtes Anliegen ist es, dass Sie den roten Faden meines Buches aufgenommen haben. Nämlich: Ihrem Instinkt und Ihrem Gefühl zu vertrauen. Wenn Sie dies annehmen können, haben Sie eine große Chance ihre Schwangerschaft als ein einzigartiges aber auch möglichst natürliches Erlebnis zu erfahren. Dies ist der wichtigste (beste) Ratschlag, den ich Ihnen als Ärztin – zusätzlich zu aller Fachkompetenz – bieten kann.

Ich wünsche Ihnen und
Ihrer Familie
spannende neun Monate,
viel Glück, aber auch Kraft und Vertrauen
für Ihre Zukunft.

Selbstverständlich bin ich auch an Ihrer Meinung zu diesem Buch, an Anregungen und an Ihren Fragen sehr interessiert. Ich bitte Sie, Ihre Anliegen an folgende Adresse zu richten.

Stichwort:	Schwangerschaft
Email:	verlag@goldegg-verlag.com
Adresse:	Goldegg Verlag,
	Mommsengasse 4, 1040 Wien

Wir freuen uns auf Ihre Rückmeldungen und beantworten gerne Ihre Fragen.

Mit den besten Grüßen

Ihre Dr. Imma Müller-Hartburg

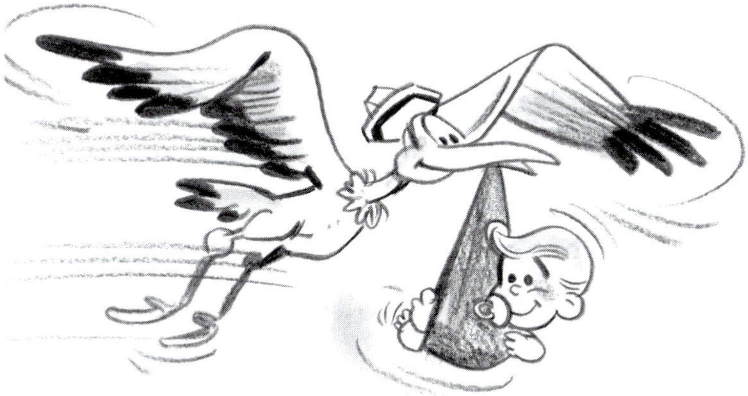

Stichwortverzeichnis

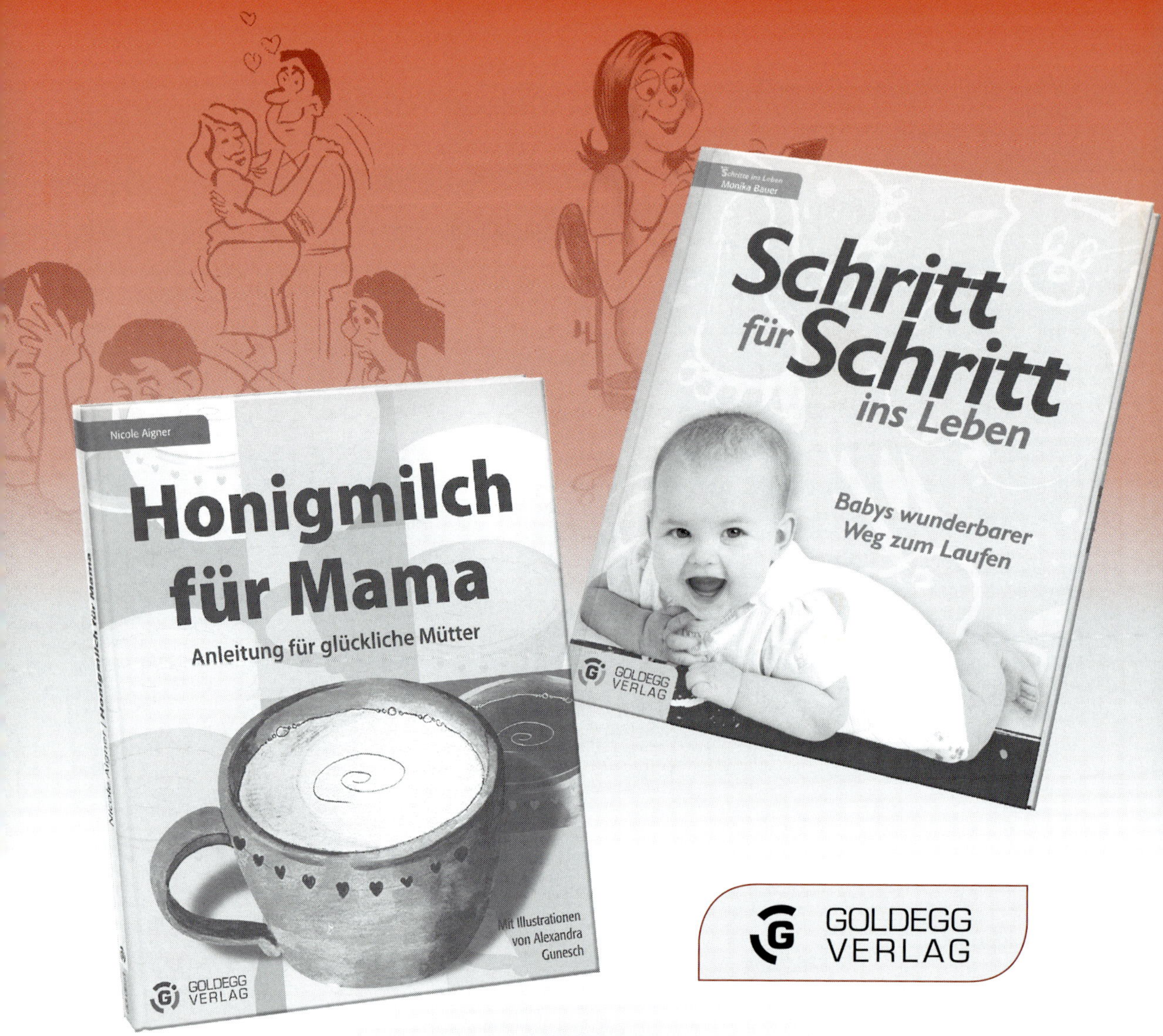
Nicole Aigner
Honigmilch für Mama
Anleitung für glückliche Mütter
Mit Illustrationen von Alexandra Gunesch
GOLDEGG VERLAG
Monika Bauer
Schritt für Schritt ins Leben
Babys wunderbarer Weg zum Laufen
GOLDEGG VERLAG